Armin Roßmeier

Natürliche Diät bei Bluthochdruck

Durch richtige Ernährung den Bluthochdruck wirksam senken
Der Wegweiser für eine vitale Lebensweise mit praktischen Ernährungstips

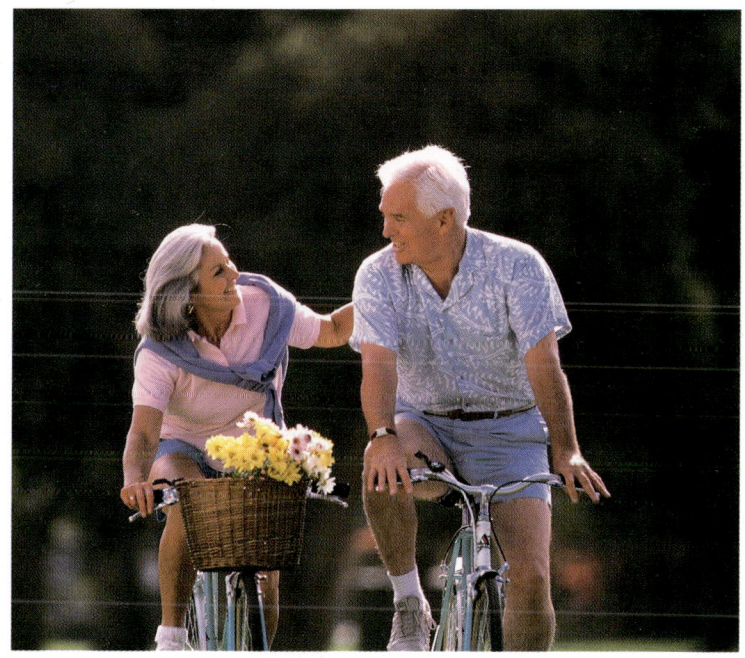

Südwest

Inhalt

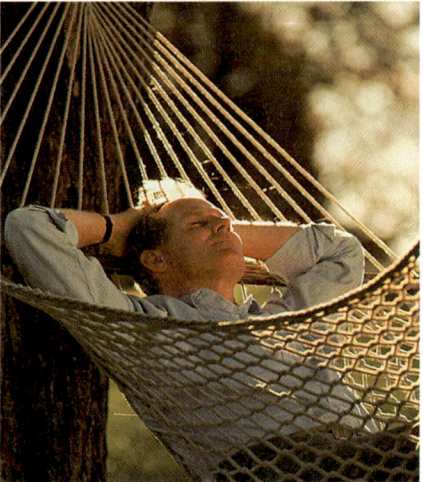

Rote Blut-
körperchen

*Kopfschmerz –
ein Zeichen zu
hohen Blutdrucks*

*Entspannen
hilft den Blutdruck
zu senken*

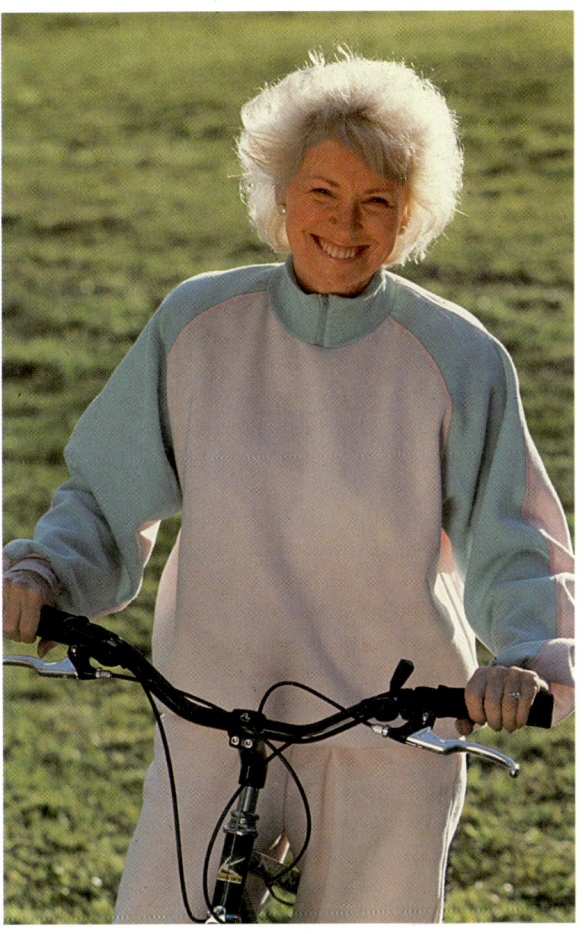

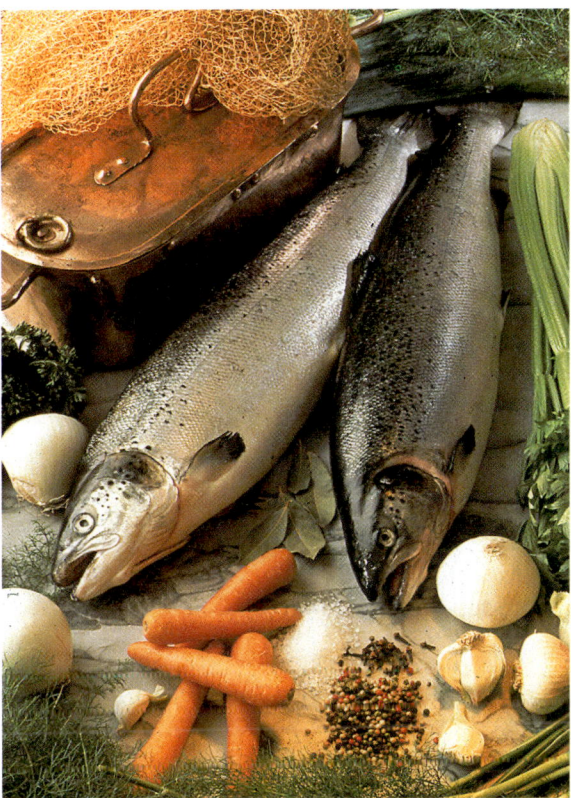

Vorwort

Mit einem gesundheitlichen Problem sind Sie nie alleine. Bluthochdruck – medizinisch Hypertonie – ist eine Wohlstandserscheinung, die man schnell in den Griff bekommt, vorausgesetzt, der Geist ist willig. Schnell hört sich zwar an wie »von heute auf morgen«, aber ganz so trifft das nicht zu. Aufgrund umfangreicher Erfahrung habe ich Erscheinungsbilder und Erkennungszeichen von Bluthochdruck in diesem Buch zusammengefaßt und daraus alternative Behandlungsweisen entwickelt. Ich habe die neuesten internationalen wissenschaftlichen Erkenntnisse aufgearbeitet und in Abstimmung mit fundierten klinischen Studien versucht, Ihnen den Umgang mit sowie das Verstehen von Bluthochdruck zu erleichtern.

Dieser Ratgeber wird Sie nicht mit Professorenlatein überschütten, sondern Ihnen ganz praktische Tips in verständlicher Sprache geben.

Zehn Millionen Hypertonikern…

Bluthochdruck ist ein ernstzunehmendes Problem, unter dem etwa zehn Millionen Bundesbürger leiden und es oft genug gar nicht wissen oder nichts dagegen tun. Die Folgen von Bluthochdruck können Herzinfarkt, Hirnschlag oder Nierenversagen sein. Sie sehen, mit Bluthochdruck (Hypertonie) ist nicht zu spaßen. Denn die Folgen können wirklich lebensbedrohliche Erkrankungen sein.

…kann geholfen werden

Ich zeige Ihnen in diesem Buch Möglichkeiten auf, wie Sie die Hypertonie auf ein normales bzw. erträgliches Maß reduzieren können. Zu Beginn hört sich alles kompliziert an, aber dieser »Führer durch Herz und Kreislauf« ist in ganz verständlicher Umgangssprache gehalten.

Wobei Ihnen dieser Ratgeber hilft

Das Leben ist zu kurz, um sich mit Dingen zu belasten, die Sie mit etwas Disziplin schnell in den Griff bekommen können. Ich will Ihnen helfen, unkompliziert den Bluthochdruck in Schach zu halten, Spätschäden zu vermeiden und somit Ihr Lebensgefühl zu verbessern und Ihre Lebenserwartung auf ein biologisch machbares Maß auszuweiten.

Das wichtigste Ziel heißt, Ihr Leben wieder in Harmonie zu bringen. Bluthochdruck ist ein Anzeichen, daß der Körper aus der Balance geraten ist. In diesem Buch finden Sie Vorschläge, wie Sie u.a. Ihre Ernährung umstellen können, damit Sie Ihr inneres Gleichgewicht wiederfinden. Lassen Sie sich hierzu einladen.

ARMIN ROSSMEIER

Zehn Millionen Bundesbürger leiden an Hypertonie (Bluthochdruck). Ihr Körper ist aus der Balance geraten. Dieses Gleichgewicht können Sie selbst wiederfinden.

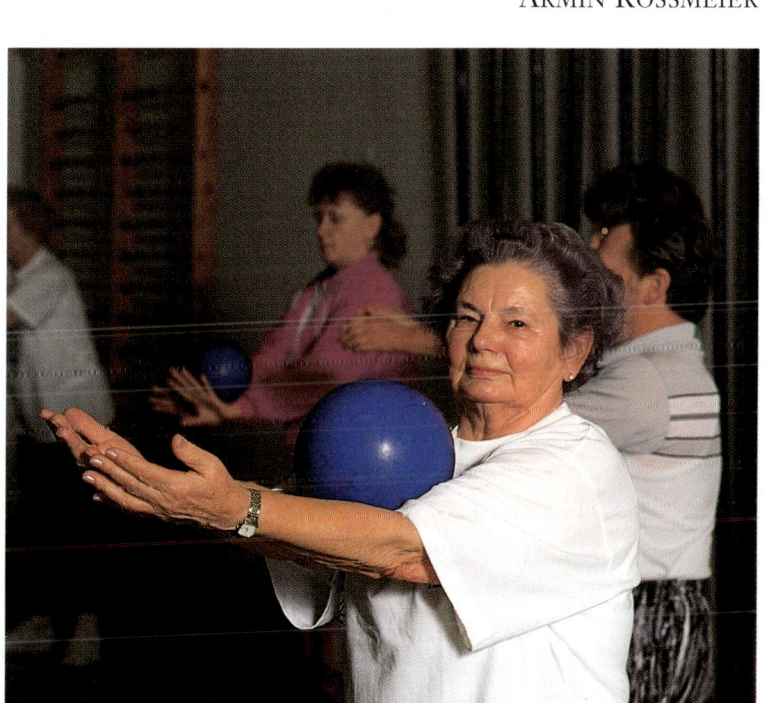

Bluthochdruck ist ein Zeichen, daß Ihr Körper aus der Balance geraten ist. Mit etwas körperlicher Bewegung können Sie Ihr Gleichgewicht wiederfinden. Gymnastik ist ein ausgezeichnetes Hilfsmittel dazu.

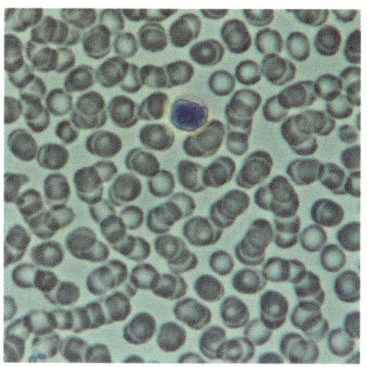

Blut – das zentrale Transportmittel unseres Körpers.

Das Blut versorgt alle Körperorgane und Zellen mit Nahrung und Energie. Schadstoffe werden auf dem Rückweg gleich mitgenommen. Ein perfektes Bring-und-Hol-System der Natur.

Blutdruck – seine Rolle in unserem Körper

Die Funktionen des Blutes

Ohne unser Blut, das zahlreiche und lebenswichtige Aufgaben erfüllt, kann der lebende Organismus – ob Mensch oder Tier – nicht existieren. Neben Transport- und Abwehrfunktionen sorgt es für eine gleichbleibende Körpertemperatur. Damit der rote Lebenssaft jeden Ort unseres Körpers, vom Kopf bis zu den Zehen, erreichen kann, muß dafür gesorgt werden, daß es den nötigen »Schub« bekommt. Diese lebensspendende Kraft ist unser Blutdruck. Mitunter ist unser Blut auch selbst wesentlich an der Regulation des Druckes beteiligt, da es Salze und Wasser im Körper befördert, die unseren Blutdruck aufrechterhalten.

Sauerstoffversorger

Unser Blut bindet Sauerstoff, den wir durch die Atmung aufnehmen. Bis in die kleinste Zelle reicht das Verbindungssystem der Blutbahnen in unserem Körper. Damit wird die Versorgung mit Sauerstoff sichergestellt. Außerdem nimmt das Blut verbrauchtes Kohlendioxid (CO_2) aus der Zelle wieder auf und transportiert es zu den Lungen, wo es ausgeatmet wird. Abbauprodukte aus der Nahrung werden im Blut vorwiegend zu den Nieren transportiert und ausgeschieden.

Versorgung mit lebenswichtigen Stoffen

Eine weitere Funktion unseres Blutes ist die Versorgung des Körpers mit Nährstoffen und Enzymen. Es befördert Abwehrstoffe zu verletzten Stellen. Damit der Mensch bei Verletzungen nicht sofort verblutet, enthält das Blut Gerinnungsstoffe, die bei Kontakt mit Sauerstoff reagieren und dazu führen, daß die Wunde geschlossen wird.

Hormone, die im Blut transportiert werden, sorgen für die Aufrechterhaltung unseres komplexen Stoffwechselsystems.

Das Immunsystem unseres Körpers ist auf die Transportleistung des Blutes angewiesen: Freßzellen (Makrophagen), Antikörper und all die anderen Alarm- und Kampfzellen der Immunabwehr patrouillieren ständig im Blutstrom durch den ganzen Körper auf der Suche nach fremden Erregern.

Eine wichtige Funktion des Blutes ist die Immunabwehr: Ständig patrouillieren Antikörper im Blut auf der Suche nach Feinden.

Wärmeregulator

Auch die Wärmeregulation unseres Körpers hängt von der Durchblutung ab. Fließt viel Blut durch die Adern, z.B. bis in die Fingerspitzen, werden Sie keine kalten Hände haben. Wenn Sie zu jenen gehören, die ständig kalte Füße bekommen, empfehle ich Ihnen Wechselbäder, die die Durchblutung anregen.

Aufgaben des Blutes

- Bindung von Sauerstoff und Transport in die Zellen

- Abtransport von Kohlendioxid aus den Zellen

- Transport von Abbauprodukten aus Zellen und Organen

- Versorgung der Zellen und Organe mit Nährstoffen und Enzymen

- Schneller Transport von Hormonen

- Wärmeregulation

- Transport von Abwehrzellen

Das Herz – unser Blutdruckerzeuger

Blut besteht zu 90 Prozent aus Wasser. Damit es durch unseren Körper fließt und nicht irgendwo in den Füßen versackt, sorgt das Herz für einen bestimmten Druck, der das Blut zwingt, gleichmäßig durch unseren Körper zu strömen. Das Blut gelangt bis in die kleinsten Blutgefäße und Zellen und kann somit seine Versorgungsaufgaben erfüllen.

Unser Herz ist ein Muskel und besteht aus zwei Kammern: der rechten und der linken. Zu beiden Kammern gehören auch noch die sogenannten Vorhöfe. Jede Kammer und jeder Vorhof besitzt zusätzlich Klappen, so daß jeder einzelne »Raum« verschlossen werden kann.

Unser Blut fließt in einem Kreislauf vom Herzen zu den Organen und zurück. Der Mediziner unterscheidet dabei zwei Blutkreisläufe: den kleinen (Lungenkreislauf) und den großen Blutkreislauf (Körperkreislauf).

Kleiner Blutkreislauf

In einem raffinierten Doppelkreislauf schafft es unser Körper, überall einen stabilen Blutdruck aufrechtzuerhalten. Großer und kleiner Blutkreislauf sind im Herzen verknüpft.

Im kleinen Blutkreislauf (Lungenkreislauf) fließt kohlendioxidbeladenes Blut im Herzen vom rechten Vorhof zur rechten Kammer und weiter durch die Lungenblutgefäße zur Lunge. Dort erfolgt der Austausch von Kohlendioxid mit Sauerstoff. Das mit Sauerstoff angereicherte Blut strömt anschließend über den linken Vorhof in die linke Herzkammer.

Großer Blutkreislauf

An dieser Stelle knüpft der große Kreislauf (Körperkreislauf) an: Das sauerstoffreiche Blut strömt über die Hauptschlagader (Aorta) durch die Blutgefäße zu unseren Organen (z. B. Leber, Milz, Nieren, Darm) sowie in Beine, Füße, Arme,

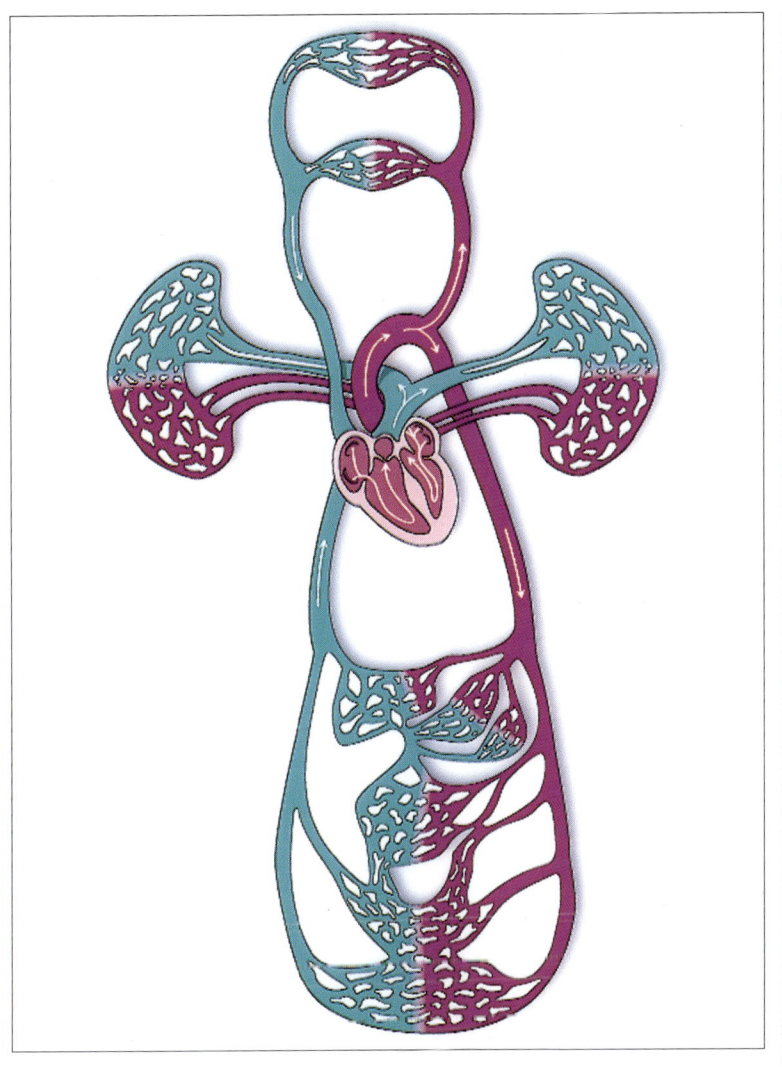

Im großen und kleinen Blutkreislauf versorgt der Körper alle seine Zellen mit Sauerstoff (O_2) und entsorgt das produzierte Kohlendioxid (CO_2). Rote Blutgefäße: sauerstoffreiches Blut; blaue Blutgefäße: sauerstoffarmes Blut.

Hände und den Kopf. Es versorgt unsere kleinsten Bausteine, die Zellen, mit Sauerstoff und lebenswichtigen Elementen. In den Zellen wird dann der verbrauchte Sauerstoff, der in Kohlendioxid umgewandelt wurde, wieder an das Blut abgegeben und zum rechten Vorhof transportiert. Hier schließt sich folglich der Kreis.

Was versteht man unter Blutdruck?

Unser Herz ist durch seinen kammerartigen Aufbau und seine Klappen in der Lage, Druck aufzubauen. Stellen Sie sich einen Gartenschlauch vor, der mit Wasser gefüllt ist. Sobald Sie ihn an einer Stelle zusammendrücken, kann das Wasser nicht mehr weiterströmen, und ein gewisser Druck baut sich auf. Wenn Sie dann loslassen, spritzt das Wasser mit einer größeren Geschwindigkeit aus dem Schlauch heraus als zuvor. Genauso verhält es sich mit dem Herzen.

Ein hochkompliziertes Pumpsystem

In einem komplizierten Zusammenspiel von Herzkammern und Blutgefäßen wird der Blutdruck vom zentralen Herzen bis in die Fingerspitzen weitergeleitet. Gewisse Schwankungen sind dabei völlig normal.

- Das Herz zieht sich in regelmäßigen Abständen zusammen und erschlafft anschließend wieder. In der Erschlaffungsphase (Diastole) füllt es sich mit Blut. Die Klappe, die zum Körperkreislauf führt, ist geschlossen.
- Erst in der Kontraktionsphase (Systole) des Herzmuskels öffnet sich die Klappe, und das Blut kann mit einem bestimmten Druck, dem Blutdruck, in die Organe und kleinen Blutgefäße rauschen.
- Dieses Spielchen wiederholt sich in kurzen Intervallen immer wieder, so daß der Blutdruck konstant bleibt.
- Die kleinen Blutgefäße (Arteriolen) sorgen dafür, daß der Druck aufrechterhalten bleibt. Durch ihre elastischen Wände leiten sie den vom Herzen erzeugten Druck bis in die Fingerspitzen und Zehen weiter.

Wie kommt das Blut aus den Beinen nach oben?

Durch den ständigen Druckaufbau im Herzen und den Widerstand der Arteriolen entsteht eine gleichbleibende Strömung, die es ermöglicht, daß auch das Blut aus den Beinen wieder nach oben gedrückt werden kann. Wäre dies nicht der Fall, würde das ganze Blut in den Beinen versacken.

Schwankungen des Blutdruckes

Gehören Sie vielleicht zu den Menschen, die ihren Herzschlag bis in den Hals spüren, wenn Sie an eine unangenehme Situation denken? Oder haben Sie schon einmal Sternchen vor ihren Augen gesehen, wenn Sie früh am Morgen zu schnell aus dem Bett gesprungen sind? Fühlen Sie sich an einem Tag topfit und könnten Bäume ausreißen, und am nächsten könnten Sie vor lauter Müdigkeit wieder ins Bett fallen? Der Blutdruck ändert sich bei jedem Menschen im Laufe des Tages. Viele Faktoren beeinflussen diese Schwankungen. In Ruhe oder gar im Schlaf ist der Blutdruck normalerweise niedrig, während körperliche oder seelische Belastungen den Blutdruck in die Höhe treiben. Diese Schwankungen brauchen Sie nicht zu beunruhigen: Sie sind völlig normal.

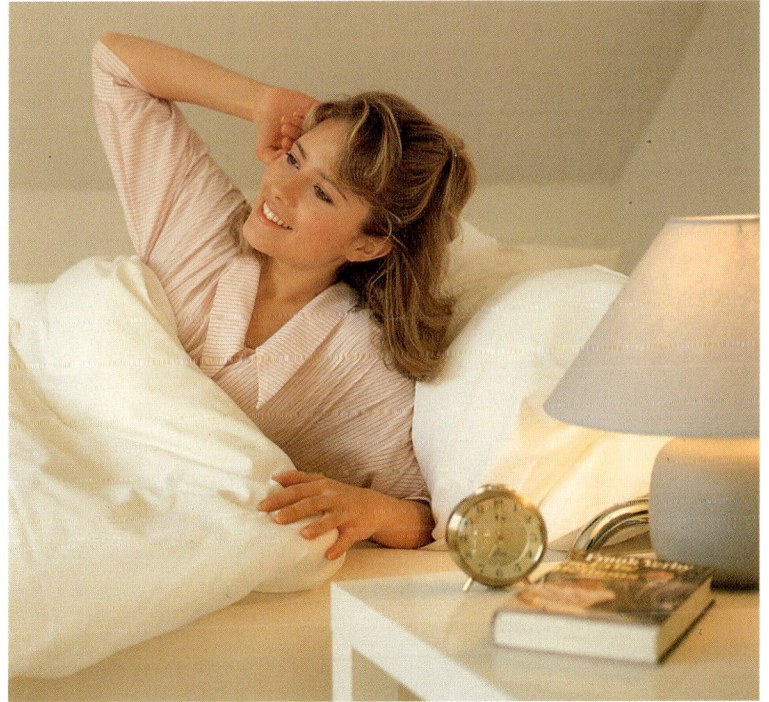

Ist es Ihnen auch schon mal so ergangen, daß Sie früh am Morgen aus dem Bett springen und auf einmal Sternchen vor Ihren Augen sehen? Dann ist Ihr Blutdruck möglicherweise gerade sehr niedrig. Aber keine Angst: Blutdruckschwankungen sind normal.

11

Wann spricht man von Bluthochdruck?

Bei Blutdruckmessungen unterscheidet man zwischen dem systolischen und dem diastolischen Wert: Ersterer ist der obere, letzterer der untere Wert bei der Messung. Normal ist ein Wertepaar von 120 zu 80.

Bestimmt kommt Ihnen die folgende Situation bekannt vor: Die Arzthelferin oder der Doktor messen zu Beginn einer ärztlichen Untersuchung den Blutdruck. Dabei wird Ihnen eine Manschette um den Arm gewickelt, die mit einem langen Schlauch verbunden ist. An dessen Ende befindet sich ein kleiner Blasebalg kombiniert mit einer Meßskala, auf der die Blutdruckwerte angezeigt werden. Das Stethoskop (Hörrohr) dient der Arzthelferin oder dem Arzt zum Abhören eines klopfenden Geräusches in den Adern.

Empfehlungen der WHO*			
	SYSTOLISCHER BLUTDRUCK		DIASTOLISCHER BLUTDRUCK
Normal	Kleiner als 140	und	Kleiner als 90
Leichte Hypertonie	Zwischen 140 und 180	und/oder	90 bis 105
Mittel-schwere bis schwere Hypertonie	Mehr als 180	und/oder	Größer als 150
			* WHO (World Health Organization)

Was bedeutet 120 zu 80?

Für die Messung wird die Druckmanschette solange aufgepumpt, bis kein Geräusch mehr zu hören ist. In diesem Fall drückt die Manschette die Blutgefäße ab. Wird der Druck durch Ablassen der eingepumpten Luft langsam nachgelassen, kann der Arzt ein Klopfen hören. Das erste Klopfgeräusch gibt den oberen Wert des Blutdruckes an. Bei diesem Wert werden die elastischen Blutgefäße gerade wieder soviel vom Druck befreit, daß Blut hindurchströmen kann. Die Meßskala wird solange beobachtet, bis das Geräusch verschwindet: Das letzte Klopfen bestimmt den unteren Wert des Blutdruckes, also den Wert, bei dem das Blut ohne Einengung durch die Adern fließen kann.

Aus dem oberen (systolischen) und dem unteren (diastolischen) Blutdruckwert resultiert dann das Blutdruckergebnis, das in der Einheit »mmHg« (Millimeter Quecksilbersäule) angegeben wird. Wenn bei Ihnen zum Beispiel ein oberer Wert von 120 mmHg und ein unterer Blutdruckwert von 80 mmHg gemessen wurde, spricht der Arzt von einem Blutdruck von 120 zu 80 (120/80 mmHg).

Die Blutdruckampel

Blutdruckwerte von 120/80 mmHg stellen Normalwerte dar, wobei diese nach oben oder unten um 10 bis 20 mmHg für den systolischen und um etwa 10 mmHg für den diastolischen Wert schwanken können. Ein erhöhter Blutdruck liegt vor, wenn die Grenzwerte von 140/90 mmHg über einen längeren Zeitraum überschritten werden. Steigen die Werte jedoch auf 160/95 mmHg und höher an, ist ärztlicher Rat unumgänglich, denn hier spricht man bereits von Bluthochdruck, der sogenannten Hypertonie. Blutdruckwerte, die zwischen 140/90 mmHg und 160/95 mmHg liegen, werden als Grenzwerthypertonie bezeichnet und müssen regelmäßig kontrolliert und bei Bedarf behandelt werden.

Manchmal handelt es sich auch nur um einen vorübergehend erhöhten Blutdruck, der durch Aufregung oder Streß verursacht wurde. Hier sollte durch kontinuierliche Kontrollmessungen abgeklärt werden, ob es sich nicht um einen sich festsetzenden Bluthochdruck handelt.

Blutdruckmessungen können Sie auch ganz einfach in den meisten Apotheken vornehmen lassen. Das kostet oft nichts und gibt Ihnen gute Informationen über Ihre Werte.

13

Nebenstehende Blutdruckampel gibt Ihnen ganz leicht merkbare Werte, wann ein Blutdruck normal oder zu hoch ist. Die Werte beziehen sich auf Millimeter der Quecksilbersäule (mmHg; Hg ist die Bezeichnung für Quecksilber von lateinisch Hydrargyrum).

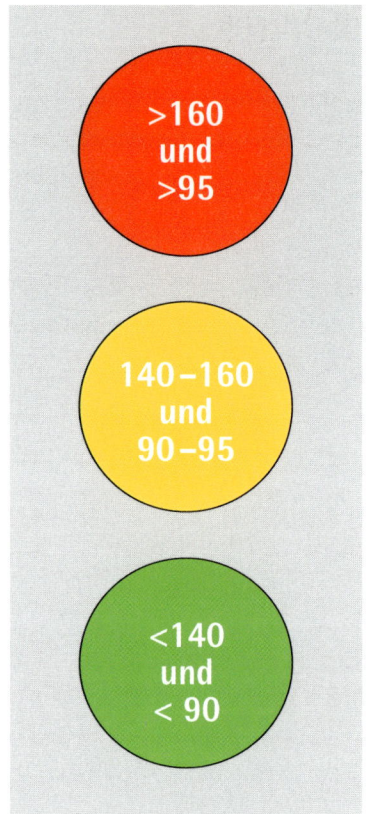

Bluthochdruck (Hypertonie)

- Behandlung erforderlich
- Regelmäßige Blutdruckmessungen notwendig

Grenzwertiger Bluthochdruck

- Regelmäßige Blutdruckkontrollen erforderlich
- Beobachtungen nötig

Normaler Blutdruck

- Jährliche Blutdruckkontrollen sinnvoll

Die Normal-, Grenz- und Hochdruckwerte gelten für Männer und Frauen gleichermaßen und sind, bis auf die Werte für Kinder und Jugendliche, weitgehend unabhängig vom Lebensalter.

Blutdruck und Alter	
4– 7 Jahre	bis 120/78 mmHg
8–10 Jahre	bis 127/80 mmHg
11–15 Jahre	bis 137/82 mmHg
ab 16 Jahre	bis 140/90 mmHg

Formen des Bluthochdrucks

Wußten Sie, daß man zwischen einem »essentiellen«, einem »sekundären« und einem »malignen« Bluthochdruck unterscheiden kann? Haben Sie schon einmal von einem »hyperkinetischen Herzsyndrom« gehört? Diese Ausdrücke sind zunächst für den medizinischen Laien unverständlich. Doch sollten Sie wissen, zu welchem der genannten Bluthochdrucktypen Sie zählen. Erst dann kann eine gezielte und umfassende Therapie eingeleitet werden.

Essentieller Bluthochdruck

Eine essentielle oder primäre Hypertonie liegt vor, wenn keine organischen Ursachen gefunden werden können. Etwa 90 Prozent aller Bluthochdruckerkrankten leiden an dieser Form. Die Wissenschaft kennt heute immer noch nicht die genauen Gründe für diese Art der Blutdruckerhöhung. Sie nimmt an, daß eine essentielle Hypertonie vererbt wird. Schuld sind wahrscheinlich die ganz kleinen Blutgefäße (Kapillaren), die von Geburt an enger als bei anderen Menschen gestellt sind und somit den Druck erhöhen.

Die meisten Bluthochdruckkranken leiden an essentieller oder primärer Hypertonie. Bis heute kennt die Medizin noch nicht die genauen Gründe.

Kochsalzempfindliche Hypertoniker

Es konnte nachgewiesen werden, daß manche Menschen, die an essentiellem Bluthochdruck leiden, besonders stark auf Kochsalz (Natriumchlorid) reagieren. Wissenschaftler gehen davon aus, daß die Nieren des kochsalzempfindlichen Hypertonikers nur vermindert in der Lage sind, das aufgenommene Natrium wieder auszuscheiden. Im Körper bleibt deshalb eine höhere Konzentration dieser Kochsalzkomponente zurück.
Die erhöhte Natriummenge im Körper bewirkt, daß sich die Blutgefäße enger stellen. Als Folge resultiert daraus wieder ein höherer Blutdruck!

Nichtkochsalzempfindliche Hypertoniker

Nicht so leicht haben es dagegen die nichtkochsalzempfind-lichen Bluthochdruckerkrankten. Denn ihr Blutdruck wird sich selbst bei strenger Einsparung von Kochsalz nicht so leicht senken lassen. Es sei denn, sie waren zuvor schon immer sehr großzügig im Umgang mit Salz. Denn übermäßiger Kochsalzkonsum wirkt sich bei jeder essentiellen Hypertonie negativ auf den Blutdruck aus.

In der Regel kann diese Patientengruppe nur durch eine ganzheitliche Behandlung, d. h. durch gezielte Ernährung, gesunde Lebensweise und/oder Medikamente versuchen, den Blutdruck in ein vertretbares Maß zu lenken. Auf die Möglichkeiten einer ganzheitlichen Behandlung wird später noch eingegangen.

Übergewicht fördert Bluthochdruck

Mit Sicherheit kann gesagt werden, daß Übergewicht sowohl beim kochsalzempfindlichen als auch beim nichtkochsalz-empfindlichen Hypertoniker maßgeblich an der Entstehung von Bluthochdruck beteiligt ist.

Kochsalzempfindliche Bluthochdruckkranke sollten ihren Kochsalzverbrauch reduzieren. Mit bewußter Ernährung können sie dies erreichen.

Darauf sollten Sie achten

- Statt Kochsalz lieber reich-haltig frische oder ge-trocknete Kräuter und Gewürze verwenden.

- Gemüsesäfte ohne Salz-zusatz verwenden. Vorsicht: Achten Sie auf verstecktes Salz!

- Mineralwässer nur mit we-niger als 100 Milligramm Natrium pro Liter trinken.

- Salzarme Brotsorten ver-wenden.

- Fleisch und Fisch ungesal-zen und nicht geräuchert zubereiten.

- Selbst Cornflakes, Müsli und viele Gewürzmischun-gen enthalten Salz. Prüfen Sie die Liste der Inhalts-stoffe auf der Packung nach dem Salzgehalt.

Sekundärer Bluthochdruck

Nur bei etwa jedem zehnten Hypertoniker ist die Ursache des Bluthochdruckes bekannt. Inzwischen ist publik, daß bestimmte Organkrankheiten als Ursache für eine sekundäre Hypertonie (das bedeutet so viel wie Hypertonie als Folge einer anderen Krankheit) angesehen werden können. In den meisten Fällen bestehen derartige Erkrankungen bereits von Geburt an. Man spricht dann von einem juvenilen Bluthochdruck.

Gelegentlich können organische Krankheiten auch durch verschiedene Ursachen, zum Beispiel durch einen Unfall, eine Entzündung oder durch Vireninfektionen, hervorgerufen werden. Störungen im Hormonhaushalt, Medikamente oder einzelne Lebensmittel können ebenfalls dazu beitragen, daß Bluthochdruck entsteht.

An sekundärer Hypertonie leiden nur etwa zehn Prozent aller Bluthochdruckerkrankten. Die organischen Ursachen hierfür können vielfältig sein.

Nierenerkrankungen

Eine mögliche Erkrankung der Niere ist beispielsweise die Verengung der Nierenblutgefäße (Nierenarterienstenose), die eine mangelnde Durchblutung der Niere bedingt. Um einen Ausgleich zu schaffen, versucht die Niere durch eine Erhöhung des Blutdruckes die Versorgung mit Blut zu verbessern. Liegt eine chronische Nierenentzündung vor, ist durch eine mangelhafte Ausscheidung von Natrium ein Bluthochdruck sehr wahrscheinlich.

Erkrankungen der Herzgefäße

In seltenen Fällen entsteht ein hoher Blutdruck auch durch eine angeborene Mißbildung der Hauptschlagader (Aortenisthmusstenose). Diese Krankheit verringert den Durchlaß des Blutes in den großen Blutkreislauf (siehe Seite 8), so daß der Kopf und die Arme stärker durchblutet werden und dort – im Gegensatz zum Rumpf mit seinen Organen und zur Beingegend – ein hoher Druck meßbar ist.

Sekundäre Bluthochdruckformen

- Nierenerkrankungen
  – Nierenarterienstenose
  – chronische Nierenent-
  zündung

- Herzgefäßerkrankungen
  – Aortenisthmusstenose

- Neurologische Erkrankungen des Gehirn
  - bei Hirntumor
  - bei Hirndrucksteigerung
  - nach Virusinfekten wie
  z. B. Kinderlähmung

- Hormonelle Erkrankungen
  - Phäochromozytom
  - Hyperaldosteronismus
  - Morbus Cushing

- Schilddrüsenüberfunktion

- Medikamente als Ursache
  - Antibabypille
  - Rheumamittel
  - Kortison

- Lebensmittel (als Auslöser
  von Bluthochdruck)

Hormonstörungen oder Gehirnerkrankungen sind manchmal die Ursache der sekundären Hypertonie. Die Heilung gestaltet sich hier schwieriger.

Neurologische Erkrankungen des Gehirns

Leider können auch die ohnehin schwer zu behandelnden und meist sehr schmerzhaften Gehirnerkrankungen wie Hirntumore oder krankhafte Hirndrucksteigerungen Bluthochdruck nach sich ziehen.

Die durch das Poliovirus ausgelöste Kinderlähmung führt in vielen Fällen ebenfalls zu einem Anstieg des Blutdrucks.

Hormonelle Störungen

- Eine hormonbedingte Störung, die Bluthochdruck auslösen kann, ist das sogenannte Phäochromozytom. Hierbei handelt es sich um eine Gewebevergrößerung des Nebennierenmarks, die eine vermehrte Ausschüttung von Adrenalin zur Folge hat. Adrenalin ist ein Streßhormon, das zu Gefäßverengung und damit zur Blutdruckerhöhung führt. Bei krankhaft hoher Adrenalinausschüttung kommt es zu einer dauerhaften Blutdruckerhöhung. Erst durch eine operative Entfernung des überflüssigen Gewebes normalisiert sich der Adrenalinausstoß wieder.

- Eine ähnliche Wirkung entsteht beim Hyperaldosteronismus: Durch eine Vergrößerung der Nebennierenrinde wird vermehrt Aldosteron, ein Hormon zur Regulation des Wasserhaushaltes, ausgeschüttet. Dadurch wird vermehrt Natrium aus dem Urin im Körper zurückbehalten, und dieses Natrium erhöht wiederum den Blutdruck.

- Die Erkrankung der Nebennierenrinde kann jedoch auch eine erhöhte Freisetzung von Kortison zur Folge haben (Morbus Cushing). Kortison wirkt in höheren Dosen ebenfalls negativ auf die Blutdruckregulation.

- Wundern Sie sich nicht, wenn Sie an einer Schilddrüsenüberfunktion leiden und Ihnen der Arzt daraufhin zusätzlich noch einen Bluthochdruck bescheinigt! Die verstärkte Produktion von Schilddrüsenhormonen erhöht den Stoffwechsel und steigert automatisch den Blutdruck. Zudem werden Patienten mit einer Schilddrüsenüberfunktion meist noch von Schweißausbrüchen geplagt.

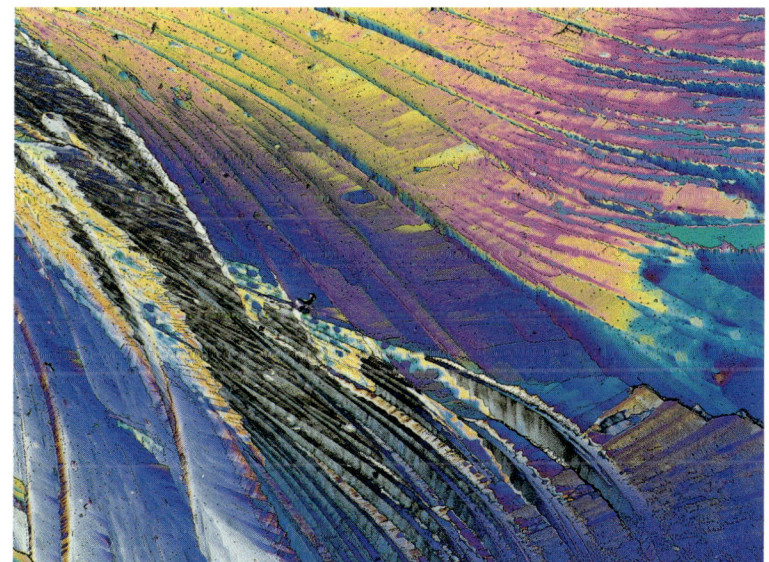

Vermehrter Adrenalinausstoß ist eine hormonelle Ursache für Bluthochdruck. Sie wissen ja: Aufregung schlägt sich bekanntlich im Blutdruck nieder (Mikroaufnahme des Adrenalins).

Medikamente – Förderer einer Hypertonie

Arzneimittel, die Sie gegen eine bestimmte Krankheit oder als Vorbeugungsmaßnahme einnehmen, bewirken oft nicht nur eine Heilung Ihrer Beschwerden. Vorausgesetzt, sie bewirken wirklich etwas! Manchmal können chemische Stoffe auch als Schuß nach hinten losgehen. Dann nämlich, wenn Ihnen diese heilversprechenden Mittel als Nebenwirkung einen erhöhten Blutdruck bescheren. Dies gilt insbesondere für Medikamente gegen Rheuma und bei Frauen für die Antibabypille. In so einem Fall ist es oft ratsam, auf andere, nebenwirkungsarme Mittel auszuweichen.

Rheumamittel und Antibabypille sind oft für den Bluthochdruck verantwortlich. In diesem Fall sollten Sie auf ein anderes Präparat umsteigen. Fragen Sie Ihren Arzt oder Apotheker hierzu!

Lebensmittel als Auslöser

An dieser Stelle werden nicht alle ernährungsbedingten Auslöser vorgestellt. Diese möchte ich Ihnen in einem späteren Kapitel ausführlich veranschaulichen. Vielmehr ist hier die Rede von bestimmten Stoffen in Lebensmitteln, die nach Verzehr eine deutliche Blutdrucksteigerung verursachen. Beispielsweise kann Tyramin, das in verschiedenen Käsesorten enthalten ist, bei empfindlichen Menschen Bluthochdruck auslösen.

Das gleiche gilt, wenn Sie eine Vorliebe für Lakritze haben und sie in großen Mengen verzehren. Für die darin enthaltene Glycyrrhizin, ein Ammoniumsalz der Süßholzwurzel (Ausgangsprodukt für Lakritze), konnte bei sensiblen Menschen ein Einfluß auf die Höhe des Blutdruckes nachgewiesen werden. Sollten Sie nach Kaffee- oder Teegenuß unter Umständen einen roten Kopf bekommen, empfehle ich Ihnen, lieber auf entkoffeinierte Produkte umzusteigen.

Blutdrucksteigernde Stoffe in Lebensmitteln

- Tyramin in Käse
- Koffein in Kaffee
- Glycyrrhizin in Lakritze
- Teein in Schwarztee

Für alle sekundären Bluthochdruckformen gilt: Die Behandlung der Ursache muß – soweit es möglich ist – im Vordergrund stehen. Für den Betroffenen bedeutet dies, daß blutdrucksteigernde Medikamente und Lebensmittel gemieden, hormonelle Störungen behandelt und Erkrankungen ausgeheilt werden.

Maligner Bluthochdruck

Als besondere Form des Bluthochdrucks kann die maligne Hypertonie bezeichnet werden. Maligne bedeutet bösartig, und so wirkt sich diese Krankheit auch bei Nichtbehandlung aus. Menschen, die unter einer derartigen Hypertonie leiden, weisen in den meisten Fällen einen unteren Blutdruckwert von über 120 mmHg auf (Normalwert: etwa 90 mmHg).

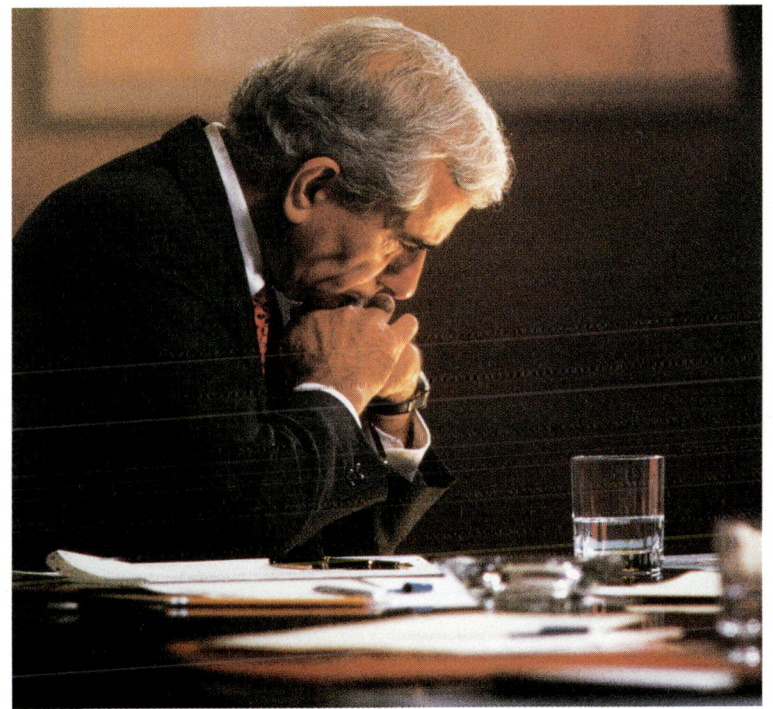

Workaholics, die Ihre Arbeit überhaupt nicht mehr loslassen können, sind besonders vom hyperkinetischen Herzsyndrom bedroht. Auch bei ihnen ist das Lebensgleichgewicht zwischen Arbeit und Entspannung aus der Balance geraten.

Typische Krankheitsanzeichen treten, wenn sie überhaupt bemerkt werden, innerhalb weniger Monate auf. Verzichtet der Patient auf eine ärztliche Behandlung führt die »bösartige Hypertonie« innerhalb von drei Jahren zum Tod. Das tückische an dieser Erkrankung ist die oftmals schmerzlose Erscheinung, die der Hochdruckpatient über Monate hinweg mit sich herumschleppt. Erst nach irreparablen Sehstörungen oder Nierenschäden wird schließlich der Arzt aufgesucht. Doch dann ist der Schaden meist schon passiert und eine vollständige Genesung schlechthin unmöglich!

Warnzeichen für eine Bluthochdruckkrise

- Kopfschmerzen
- Schmerzen in der Brustgegend
- Plötzlich auftretende Sehstörung
- Übelkeit und Erbrechen
- Atemnot
- Drehschwindel
- Krampfanfälle
- Bewußtseinsstörungen

Hyperkinetisches Herzsyndrom

Workaholics, die ihre Arbeit nie ruhen lassen können, sind besonders bluthochdruckgefährdet. Schweißausbrüche und Herzrasen sind erste Anzeichen des hyperkinetischen Syndroms.

Eine harmlosere Variante ist da schon das sogenannte hyperkinetische Herzsyndrom. Es ist als Vorstufe eines Bluthochdruckes anzusehen, der allerdings bei rechtzeitiger Erkennung möglicherweise noch abgewendet werden kann. Betroffen sind in erster Linie Personen im Alter zwischen 18 und 35 Jahren, die sich in ihrer Arbeit besonders engagieren (auch Workaholics genannt) oder so sensibel sind, daß sie sich auch die geringste Kleinigkeit gleich zu Herzen nehmen. Erste Anzeichen für ein hyperkinetisches Syndrom sind Herzrasen, Schweißausbrüche und gelegentliche Bluthochdruckwerte. Hier ist in erster Linie ein Abbau der streßauslösenden Faktoren angesagt, die Symptome werden sich dann wieder von selbst legen.

Welche Gefahren lauern bei Bluthochdruck?

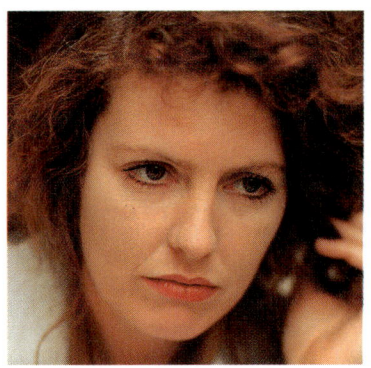

Kopfschmerzen und Schwindel sind Warnzeichen von Bluthochdruck.

Bluthochdruck ist deswegen so heimtückisch, da er bei den meisten Menschen keine körperlichen Schmerzen hervorruft. Viele Betroffene bezeugen sogar, sich pudelwohl zu fühlen, fit und vital ihre täglichen Aufgaben zu meistern und auch nur ganz selten müde, schlapp und träge zu sein. Gerade das, was für die Menschen mit niedrigem Blutdruck so typisch ist, nämlich der geringere Arbeitsantrieb sowie die permanente Müdigkeit und Lustlosigkeit, kennt der Hypertoniker nicht. Deshalb glaubt er sich im Recht, wenn er sagt: »Wenn ich keine Beschwerden habe, kann es doch gar nicht so schlimm sein!« Leider wäre es fatal, dieser Krankheit so wenig Bedeutung zukommen zu lassen, denn sie birgt vor allem in der Folge viele gesundheitliche Gefahren in sich.

Ernstzunehmende Krankheitsanzeichen

Erst nach einer eindringlichen Befragung von Patienten mit Bluthochdruck werden den meisten dann doch einige Wehwehchen bewußt. Sie klagen über Herzklopfen, über Angstgefühle, plötzliche Schweißausbrüche und Schwindelanfälle. Auch Ohrensausen und Nasenbluten sind bekannte Symptome, wenn der Druck zu hoch ist. Diese Anzeichen können entweder einzeln oder gehäuft auftreten.

Viele Menschen denken: »Wenn ich nichts spüre, dann bin ich auch nicht krank.« Leider ist Bluthochdruck eine dieser stillen Krankheiten. Trotzdem zeigt sie schwere Folgen.

23

Anzeichen, bei denen Sie zum Arzt müssen

Besonders ernst sollten Sie folgende Beschwerden nehmen:

- Falls Sie zeitweilig an Atemnot oder an Schmerzen in der Brustgegend leiden, sollten Sie umgehend einen Arzt aufsuchen!
- Vereinzelt auftretende Sehstörungen sowie häufige Kopfschmerzen mit Übelkeit und Erbrechen können ebenfalls tiefgreifende Warnzeichen für eine ausgeprägte Hypertonie bedeuten.

Eine Abklärung durch den Arzt ist in diesen Fällen unumgänglich!

Diejenigen Patienten, die sowieso unter bestimmten Symptomen leiden, werden gerne eine Behandlung eingehen. Und das ist auch gut so!

Hoher Blutdruck ist eine der häufigsten Ursachen von Arbeitsunfähigkeit, und die Sterberate ist überraschend hoch. Denn: Eine Hypertonie ist nicht gerne alleine! Als »Freunde« sucht sie sich Gefäßverkalkungen und/oder Herzmuskelschwäche.

Doch damit nicht genug! Wird dann immer noch nichts gegen die stumme Krankheit getan, fordert die Gefäßverkalkung ihr Recht und löst unter Umständen einen Herzinfarkt oder einen Schlaganfall aus.

Bluthochdruck kommt nicht gerne allein: Oft gesellen sich andere, schwere Erkrankungen hinzu, selbst ein Herzinfarkt ist bei Nichtbehandlung möglich.

Mögliche Folgen von Bluthochdruck

- Herzmuskelschwäche
- Herzversagen
- Gefäßverkalkung (Arteriosklerose)
- Niereninfarkt
- Nierenversagen
- Schlaganfall
- Herzinfarkt
- Augeninfarkt
- Die sogenannte Schaufensterkrankheit (Claudicatio intermittens)

Herzmuskelschwäche und Herzversagen

Besteht ein hoher Blutdruck, muß auch das Herz verstärkt mehr Leistung bringen, um das Blut mit einer gewissen Kraft durch die Adern zu pumpen. Natürlich hat das Folgen! Sie werden an sich selbst schon erfahren haben, daß man in jungen Jahren noch viel »zerreißt«: Vieles geht leicht von der Hand, die Arbeit macht Spaß und strengt nicht an. Bis die ersten Wehwehchen beginnen und die Arbeit schwerer fällt! Manchmal ärgert man sich dann auch über sich selbst und versucht trotzdem, die selbe Leistung zu bringen wie die Jahre zuvor. Wer will denn schon mit 40 oder 50 Jahren zum alten Eisen gehören? Andererseits haben Sie es vielleicht selbst schon bemerkt: In diesem Alter kündigen sich Überanstrengung und damit starker Leistungsabfall an!

Natürliches Warnsystem

Unser Organismus besitzt ein ganz natürliches Warnsystem: Sobald die Leistungsfähigkeit den oberen Grenzbereich überschritten hat, meldet er sich mit Ermüdungserscheinungen. Diese fordern Erholung, und nach einer gewissen Zeit fühlt man sich gleich wieder fit für neue Taten.

Überanstrengung kann gefährlich sein

Unser Herz reagiert ähnlich: Wird über einen längeren Zeitraum eine höhere Leistung erwartet, ermüdet es irgendwann bzw. erkrankt, wenn es keine Genesung erfährt. Die Wand der linken Herzkammer verdickt sich daraufhin im Laufe der Jahre. Durch die Minderdurchblutung wird der Herzmuskel nicht mehr mit den notwendigen Nährstoffen versorgt, und eine Herzschwäche stellt sich ein. Im schlimmsten Fall kann diese Unterversorgung des Herzmuskels mit Nährstoffen und Sauerstoff sogar zu einem Herzversagen führen.

Ab 40 fällt schon manches schwerer: Auch wenn Sie nun keine Bäume mehr ausreißen können oder wollen, gehören Sie noch lange nicht zum alten Eisen. Ihr Organismus warnt Sie vor Überanstrengung.

Gefäßverkalkung

Wie vorher bereits erläutert wurde, ist Bluthochdruck einer der wichtigsten Risikofaktoren für die Entstehung der Arteriosklerose, der Gefäßverkalkung.

Ein gefährlicher Teufelskreis beginnt: Durch den starken Druck wird die Innenwand der Blutgefäße verletzt. Die Anhäufung von wundheilenden Stoffen an der verletzten Stelle führt wiederum zu einer Verengung und gleichzeitigen Verhärtung der Wand. Dieser Vorgang kann sich bis zum totalen Verschluß der Blutgefäße wiederholen. Da im Laufe der Zeit immer weniger Blut durch die Gefäße strömen kann, werden die Organe und Zellen auch weniger gut mit Sauerstoff und Nährstoffen versorgt. Eine Mangeldurchblutung der Nieren-, Gehirn-, Herzkranz- und Augengefäße ist die Folge.

Bluthochdruck ist einer der wichtigsten Risikofaktoren der Arteriosklerose: Die Gefäßverkalkung kann schnell in einen Teufelskreis münden. Dann drohen gar verschiedene Infarkte.

Niereninfarkt

Erhält die Niere nicht mehr genügend Sauerstoff und andere lebenswichtige Elemente, verkümmert ihre Funktion.

Erstes Anzeichen ist die eingeschränkte Fähigkeit der Niere, harnpflichtige Substanzen auszuscheiden. Bleibt die Symptomatik unerkannt, kann es zu einem Nierenversagen kommen, das bei Nichtbehandlung den Körper vergiftet. Als Folge muß der Patient den beschwerlichen Weg der Dialysebehandlung (Blutwäsche, künstliche Niere) auf sich nehmen.

Schlaganfall

Unser Gehirn ist die Zentrale unseres Wissens, Denkens, Handelns und Tuns. Folglich benötigt es die bestmögliche Versorgung und reagiert besonders empfindlich auf eine mangelnde Durchblutung. Sauerstoffmangel im Gehirn, der zu Hirnfunktionsstörungen führen kann, ist die Folge.

Eingeschränkte Konzentrationsfähigkeit, rasche Ermüdung, Schwindel, Sehstörungen oder Bewußtseinsverlust sind typische Vorboten. Es häufen sich Fehler in der Arbeit, und die Gefahr eines Unfalls steigt.

Ist die Verkalkung der Gehirngefäße so weit fortgeschritten, daß im schlimmsten Fall kein Blut mehr durchkommt, entwickelt sich meist ein Schlaganfall. Bestimmte Hirnregionen können nicht mehr durchblutet werden und erhalten somit auch keinen Sauerstoff mehr. Halbseitige Lähmungen bis hin zu komplexen neurologischen Ausfällen prägen das Bild dieser leidvollen Krankheit.

Vorboten eines Schlaganfalls

- Eingeschränkte Konzentrationsfähigkeit
- Rasche Ermüdung
- Schwindel
- Sehstörungen oder Bewußtseinsverlust
- Fehler bei der Arbeit
- Erhöhte Unfallgefahr

Herzinfarkt

Was für Niere und Gehirn gilt, ist natürlich auch auf das Herz übertragbar. Auch hier kann es durch eine Verengung der Herzkranzgefäße neben einer Herzmuskelschwäche oder gar Herzversagen zu einem Herzinfarkt mit möglicher Todesfolge kommen.

Augeninfarkt

Nicht zu vergessen ist die durch Veränderungen der Gefäßwände betroffene Augendurchblutung. Eine mangelnde Versorgung der Netzhaut mit wichtigen Nährstoffen (insbesondere Vitamin A) führt zu Sehschwäche bis hin zu vollständigem Sehverlust.

Wird ein Organ nicht mehr ausreichend mit Sauerstoff versorgt, verkümmert es. Kommt fast gar kein Blut mehr durch, bricht das Organ zusammen: Ein Infarkt ist eingetreten.

Schaufensterkrankheit

Ein nicht zu unterschätzendes Krankheitsbild ist die sogenannte Schaufensterkrankheit (Claudicatio intermittens). Es handelt sich um Durchblutungsstörungen der Beingefäße:

- Im ersten Stadium berichtet der betroffene Patient von Beschwerden, die nur nach extremer Belastung auftreten, z. B. nach Wanderungen oder langem Stehen.

- Ist die Sauerstoffversorgung soweit eingeschränkt, daß saure Stoffwechselprodukte in den Beinen entstehen (zweites Stadium), wird der Betroffene aufgrund der Schmerzen gezwungen, öfter stehen zu bleiben. Daher auch der Name »Schaufensterkrankheit«. In der Regel vergeht der Schmerz nach kurzer Zeit wieder.

- Schreitet die Krankheit weiter voran (drittes Stadium) und steht ein Verschluß der Beinarterien bevor, tauchen die Schmerzen sogar bei Nichtbelastung der Beine auf.

- In Schweregrad 4 einer nichtbehandelten »Schaufensterkrankheit«, dem totalem Verschluß der Beinarterien, hilft nur noch eine Amputation des betroffenen Beines.

Die Risikofaktoren

Neben dem Risikofaktor Bluthochdruck für die Entstehung von Gefäßverkalkungen gibt es noch eine Reihe anderer schädlicher Einflüsse auf die Gefäßwände. Ich möchte sie in diesem Zusammenhang erwähnen, da eine Anhäufung von mehreren der genannten Risikofaktoren die Gefahr, eine der oben erwähnten Krankheiten zu erleiden, um ein Vielfaches vergrößert.

Die Krankheit mit dem eigenartigen Namen »Schaufensterkrankheit« hat einen ernsten Hintergrund: Die Blutgefäße in den Beinen sind bereits so weit zu, daß der Betroffenen gerne mal vor den Auslagen der Schaufenster eine kleine Pause einlegt, bis der Schmerz vorbei ist.

Risikofaktoren für Bluthochdruck

- Erbliche Veranlagung (Blutsverwandte sind/waren betroffen)
- Übergewicht
- Rauchen
- Alkohol
- Zuckerkrankheit
- Gicht
- Bewegungsmangel
- Fettstoffwechselstörungen
- Streß
- Bei Frauen: Mehrlingsschwangerschaften

Übergewicht, Rauchen und Co.

Übergewicht, Rauchen und Alkoholkonsum sind als Zeichen unserer Wohlstandsgesellschaft wohl die überflüssigsten Gefahrenquellen, die in der Folge dann für den einen oder anderen einen Herzinfarkt oder Schlaganfall bedeuten können. Auch Bewegungsmangel trägt nicht gerade zur Senkung eines erhöhten Blutdruckes bei.

Zusätzlich noch Gicht und Streß

Erblich oder ernährungsbedingte Störungen des Fettstoffwechsels, gemeint sind in diesem Zusammenhang erhöhte Cholesterin- und Triglyzeridwerte, fallen ebenso als Risikofaktor ins Gewicht wie erhöhte Harnsäurewerte. Diese machen sich bei dem Betroffenen meist durch Anschwellen z. B. eines Zehengelenks bemerkbar. Leidtragende unter Ihnen wissen, daß von der Gicht die Rede ist.

Nicht zu unterschätzen ist auch der bereits genannte psychische Streß. Jeder, dem die kleinste Aufregung auf den Magen schlägt, weiß, wovon ich spreche. Und so ist es nicht verwunderlich, daß bei starker psychischer Anspannung auch andere Organe in Mitleidenschaft gezogen werden, beispielsweise das Herz.

Wie auch bei anderen Krankheiten addieren sich mehrere Risikofaktoren zur immer größeren Krankheitswahrscheinlichkeit: Übergewicht, Rauchen und Alkohol steigern das Risiko noch weiter.

Die Kombination macht's

Sie brauchen jetzt keine Angst zu haben, wenn Sie hin und wieder ein Gläschen Wein trinken oder einfach keine Lust zum Joggen haben. Solange nicht all die genannten Risikofaktoren geballt auf Sie zutreffen, ist das auch kein Problem. Wenn Sie schon auf die eine oder andere schlechte Angewohnheit nicht verzichten können, dann konzentrieren Sie sich wenigstens auf die übrigen Gefahrenquellen. Versuchen Sie vor allem wenn Sie Raucher sind, sich dieses gefährliche Laster abzugewöhnen. Es ist eines der hauptsächlichen Risikofaktoren für Herz-Kreislauf-Erkrankungen, und dies gilt mittlerweile für Männer wie für Frauen.

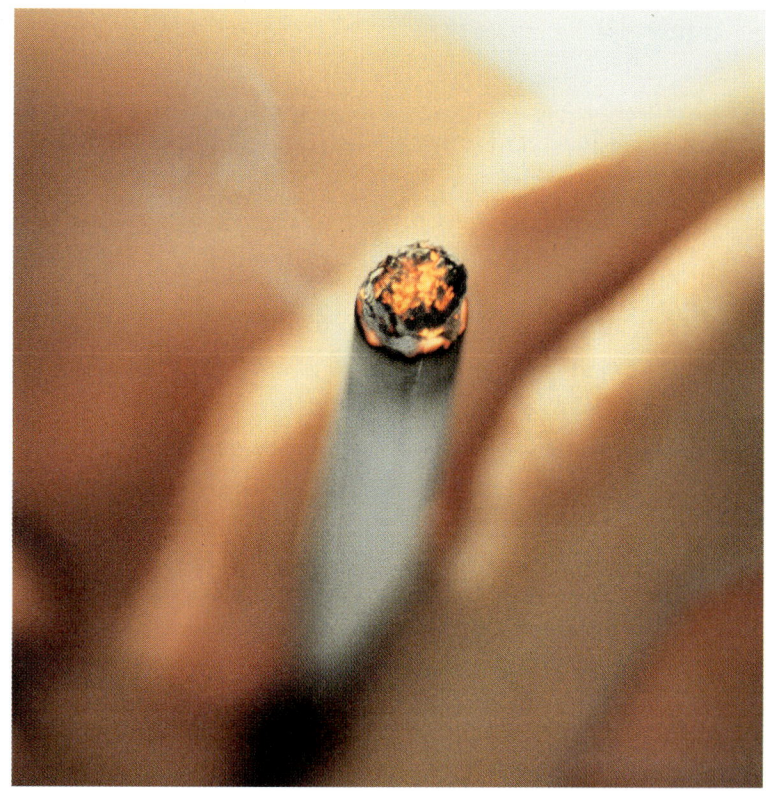

Das eine oder andere Laster verkraftet Ihr Körper noch gut. Kritisch wird's erst, wenn verschiedene Risikofaktoren zusammenkommen: Rauchen ist eine weitere Belastung Ihres Blutdrucksystems.

Diabetes mellitus und Hypertonie

Besonders aufmerksam sollten Sie sein, wenn Ihr Arzt bei Ihnen neben Bluthochdruck auch noch eine Zuckerkrankheit feststellt.

Eine Krankheit wie die Hypertonie, die meist keine subjektiven Beschwerden bereitet, macht es einem sowieso nicht gerade leicht, sie ernst zu nehmen. Kommt dazu noch die Zuckerkrankheit, die sich nur bei extrem langanhaltenden Höchst- bzw. Tiefstwerten des Blutzuckers durch Koma bemerkbar macht, schleicht sich sehr schnell eine gewisse Lethargie ein. Tut ja nicht weh – also her mit den Süßigkeiten! Rechnen Sie mit einem schwerwiegenden Nachspiel: Werden beide Erkrankungen nicht sorgsam gepflegt und behandelt, ist in kürzester Zeit das gesundheitliche Chaos vollkommen. Hier gilt es nicht, eine Erkrankung bevorzugt auszukurieren bzw. zu mindern. Eine konsequente Behandlung beider Krankheiten muß gewährleistet sein.

Die Kombination mehrerer Risikofaktoren ist ein ernstzunehmender Hinweis auf möglichen Bluthochdruck, der Sie unter Umständen schwer schädigt und Ihr Leben verkürzt. Deshalb sollten Sie sich Gedanken über Ihre Lebensweise machen und Ihre Gesundheit gut pflegen.

Checkliste: Lebensweise

IHRE LEBENSWEISE	DAS SOLLTEN SIE TUN
Ich rauche immer noch	Raucherentwöhnung (Nikotinpflaster)
Alles regt mich auf	Autogenes Training, Yoga, Meditation
Mein Leibgericht: Fettes Essen	Gemüse, Obst, mageres Fleisch
Andauernder Streß hält mich auf Trab	Urlaub, Änderung des Tagesablaufs, Arbeit an andere abgeben.
Alkohol trinke ich täglich	Mineralwässer, Obst- und Gemüsesäfte (natriumarm)
Ich bewege mich kaum	Sport- und Fitneßprogramm

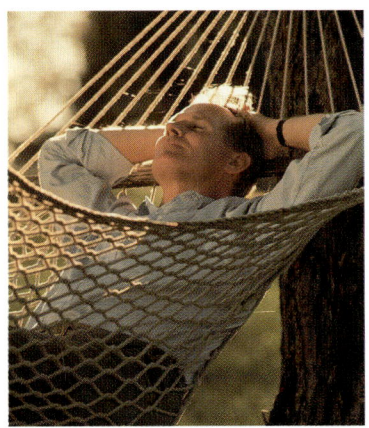

Streßabbau tut not: Lassen Sie Ihre Seele baumeln.

Was Sie gegen Blut- hochdruck unter- nehmen können

Zahlreiche Einflüsse bestimmen das Krankheitsbild des Hypertonikers. Um so mehr Maßnahmen sind auch bekannt, um den Blutdruck wirksam zu senken. Neben einer gesunden und bewußten Ernährung gibt es noch weitere Faktoren, um sich den schädlichen Wirkungen der Hypertonie zu entziehen. Diese sind in unserer Lebensweise zu suchen. Bitte denken Sie jetzt nicht, Sie müßten Ihr Leben vollständig umkrempeln. Im Gegenteil: Wenn Sie folgende Punkte aktiv anwenden, werden Sie sich wohler fühlen und zudem Ihrer Gesundheit Gutes tun.

Oberstes Gebot – Streßabbau

»Nehmen Sie sich all den Ärger nicht zu Herzen!« Eine positive Einstellung zum Leben, zu Ihrer Umwelt und zu sich selbst hilft viel, um psychischen Streß abzubauen. »Keep cool!«

Nehmen Sie sich in Zukunft vor, ein gelassener und ruhiger Mensch zu werden! Ärgern Sie sich nicht mehr so sehr über den trödelnden Autofahrer vor Ihnen, und regen Sie sich nicht immer gleich so auf, wenn Ihr Kind wieder einmal »Mist« gebaut hat, Ihr Chef brüllt oder Ihre Angestellten Sie überfordern!

Versuchen Sie, zu Ihrem Leben und zu Ihrer Umwelt eine positive Einstellung zu bekommen. Psychischer Streß, der sich mit Herzklopfen, Schweißausbrüchen oder Magenschmerzen bemerkbar macht, ist Gift für Blutdruck und Herz. Bei Ärger wird vermehrt Adrenalin ausgeschüttet, und die negativen Folgen haben Sie bereits kennengelernt.

Autogenes Training hilft

Ein sehr wirkungsvolles und angenehmes Mittel gegen Streß ist das autogene Training, die progressive Relaxation nach Jacobson oder anderen meditative Formen der Entspannung. Mit diesen Methoden, die heute überall an Volkshochschulen, Instituten oder von privaten Lehrern angeboten werden, lernt man, sich aktiv und bewußt zu entspannen.

Die meisten Menschen profitieren ungeheuer von diesen Entspannungsverfahren und wissen über die neuartige Erfahrung extremer Entspannung nur Positives zu berichten. Oft erreicht man nur im Schlaf noch einen tieferen Grad an Ruhe. Mit Hilfe des autogenen Trainings können sie gezielt gegen körperlichen und seelischen Streß vorbeugen und unangenehme Situationen ohne Herzklopfen meistern.

TIP:
Informieren Sie sich an einer Volkshochschule oder einem Gesundheitszentrum in Ihrer Nähe über das Angebot an Kursen zu Entspannungstechniken.

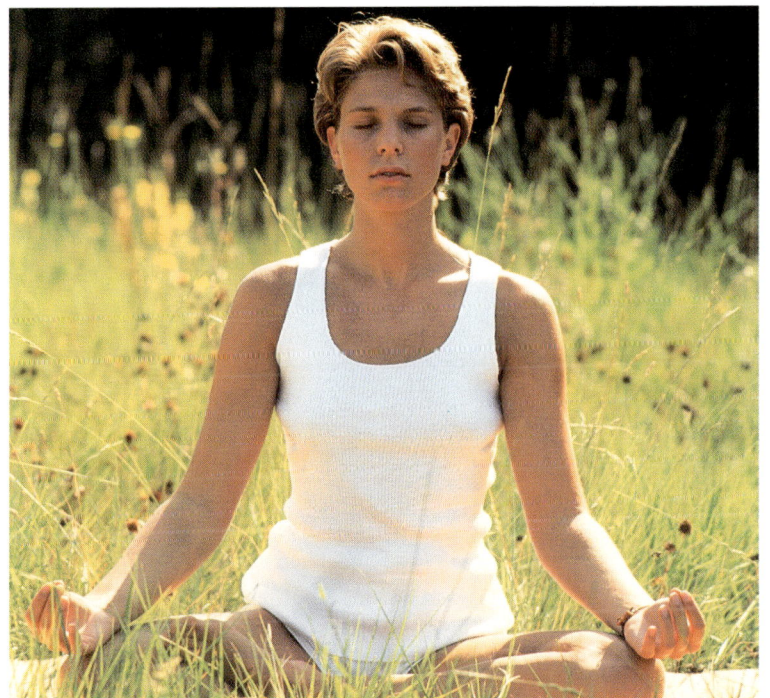

Ein sehr wirksames Mittel zum Streßabbau ist das autogene Training oder die progressive Relaxation nach Jacobson. Aber auch schon einige Ruheminuten im Grünen wirken Wunder.

33

Entspannungsverfahren

- Autogenes Training (nach I. H. Schultz)
- Progressive Muskelentspannung (nach Jacobson)
- Biofeedback (zur gezielten Muskelentspannung)
- Meditation
- Atemtechniken und Atemschulen
- Yoga
- Tai Chi
- Feldenkrais
- Qigong
- Ayurveda

Beruf

Autogenes Training oder Tai Chi sind hervorragende Möglichkeiten, Ihre Psyche wieder in den Griff zu bekommen. Wenn Sie dazu noch Ihren Tagesablauf ins Gleichgewicht bringen, haben Sie schon viel gegen Bluthochdruck getan.

An dieser Stelle sollen nicht die bereits erwähnten psychischen und körperlichen Streßfaktoren genannt werden. Um diese zu bewältigen, können Sie entweder – wie bereits erwähnt – ein meditatives Training erlernen, gelassener werden oder einfach öfter über bestimmte Dinge hinweg sehen. Sie wissen vermutlich selbst, wie empfindlich Sie in bestimmten Situationen reagieren.

Oft bekommt man seinen Blutdruck auch ganz leicht wieder in den Griff, wenn man während und nach der Arbeitszeit einige wesentliche Punkte beachtet:

- Versuchen Sie – sofern es noch nicht der Fall ist – Ihren Körper an einen konstanten Rhythmus anzupassen. Das heißt im Klartext: Stehen Sie ungefähr jeden Tag zur selben Zeit auf und gehen Sie auch in etwa um die gleiche Zeit ins Bett.

- Stabilisieren Sie Ihren Blutdruck durch eine geregelte Arbeitszeit und achten Sie auch darauf, Ihre Pausen einzuhalten. Ihr Körper wird es Ihnen danken, wenn Sie ihn nicht acht Stunden ohne Unterbrechung ackern lassen, denn die anschließend benötigte Erholungsphase ist von der Länge der gemachten Pausen abhängig.

- Verzichten Sie also nicht auf Ihr Mittagessen, selbst wenn Berge von Arbeit anstehen, denn letztendlich werden Sie mehr wegarbeiten, weil Sie durch die Pause einer körperlichen und geistigen Ermüdung vorbeugen.

Urlaub – richtig planen

Streß abbauen können Sie natürlich am besten im Urlaub. Aber auch nur, wenn Sie nicht zu denen gehören, die sich für unersetzlich halten und mit Ihrem Handy oder Diktiergerät in der Tasche verreisen, um immer und überall erreichbar zu sein. Schlimmer wird es, wenn Sie womöglich auch noch ihre Reise dazu benutzen, um nebenbei noch ein paar Geschäfte abzuwickeln. Da ist ein Streit mit Frau, Mann oder Familie vorprogrammiert. Und alle negativen Eigenschaften, die Ihren Bluthochdruck weiter in die Höhe treiben – anstatt ihn zu senken – bekommen den idealen Nährboden. Deshalb: Fahren Sie nur mit Ihren Schwimmflossen und Ihrer Tau-

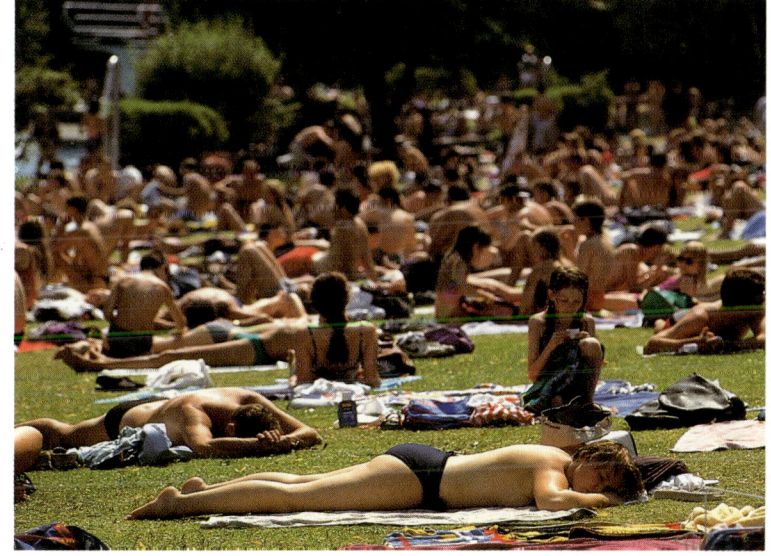

Im Urlaub können Sie am besten Ihren Streß abbauen. Aber wenn es bis zur nächsten Urlaubsreise noch (zu) lange dauert, dann hilft auch schon ein Kurzbesuch im nahe gelegenen Freibad.

35

cherbrille in den Urlaub. Am besten gleich drei Wochen am Stück, denn erfahrungsgemäß erholt man sich in der dritten Woche am besten. Genießen Sie die Ruhe und die angenehme Atmosphäre im Kreis Ihrer Familie, Freunde, Bekannten; oder genießen Sie ganz alleine, ob kulturell oder naturverbunden, und lassen Sie Beruf und Ärger zu Hause.

Flugzeug und Schiff

Jet lag: Die Zeitverschiebung auf langen Flugreisen belastet Ihren Körper mehr als Sie vermuten. Gönnen Sie Ihrem Organismus noch einen Tag zur Umstellung, und hasten Sie nicht sofort am nächsten Morgen wieder ins Büro.

In der Regel sind Flug- und Seereisen einer anstrengenden und oftmals langandauernden Autofahrt vorzuziehen. Dennoch sollten Sie mit Ihrem Arzt vorsichtshalber über eine Flugreise sprechen. Nur er kann einschätzen, ob der veränderte Druck im Flugzeug eine Gefahr für Ihre Gesundheit darstellen kann. Führt Sie Ihr Reiseziel in ferne östliche oder westliche Länder, so daß es zu einer Zeitverschiebung kommt, erkundigen Sie sich bitte vorher bei Ihrem Arzt, wann Sie Ihre Medikamente einnehmen sollen, bis sich Ihre innere Uhr an die neue Zeit gewöhnt hat.

Seereisen sind im allgemeinen mit hohem Blutdruck verträglich. Allerdings sollten Sie sich – vor Antritt einer längeren Seefahrt – Ihrer Seetauglichkeit vergewissern. Denn ein Urlaub, in dem Sie vor Übelkeit und Schwindel nicht mehr geradeaus sehen können, ist nicht sehr empfehlenswert und vor allem nicht besonders erholsam, oder?

Hitze und Sonnenbaden

Um Ihren Urlaub auch gesundheitlich genießen zu können, sollten Sie eine Reise in Länder mit gemäßigtem Klima wählen. Ausgeprägte tropische Hitze belastet den Organismus und ist für die Erholung nicht gerade förderlich. Der Körper muß sich der neuen Umgebungstemperatur anpassen, und dies führt unweigerlich zu vermehrten Blutdruckschwankungen.

Sonne – nur in Maßen

»Sonne wirkt wie Balsam auf die Seele«, sagt der Volksmund. Recht hat er, solange man es nicht übertreibt und stunden- oder gar tagelang, womöglich noch in der Mittagszeit, in der Sonne badet. Starke Sonneneinstrahlung ist immer riskant – sowohl für die Haut als auch für den Organismus – und sollte vor allem vom Hypertoniker gemieden werden. Denn intensives UV-Licht steigert den Blutdruck. In maßvollen Intervallen, unter dem Sonnenschirm oder im Schatten können Sie sich jedoch ohne Bedenken Ihrem sonnigen Vergnügen hingeben. Wenn Sie aber trotzdem gerne in der Sonne liegen, dann beachten Sie bitte folgendes:

- Verwenden Sie eine Sonnencreme mit hohem Lichtschutzfaktor.
- Achten Sie auf den UV-Filter der Creme.
- Gönnen Sie Ihrer Haut einmal eine Ruhepause, und gehen Sie in den Schatten.

Als Hypertoniker (und auch als Gesunder) sollten Sie Ihre Reisen etwas angenehmer gestalten: mehr Pausen, weniger Streß. Ihr Körper wird es Ihnen danken.

Reisen mit Bluthochdruck

1
Vor Autofahrten sind Alkohol sowie schmerzstillende Medikamente verboten.

2
Fahren Sie nicht zu den Hauptverkehrszeiten bzw. zur Hauptreisezeit.

3
Die verordneten Medikamente müssen konsequent eingenommen werden. Besprechen Sie die Einnahmezeiten mit dem Arzt.

4
Bahn-, Flugzeug- oder Schiffsreisen sind weniger anstrengend als lange Autofahrten. Geht es nicht anders, dann machen Sie oft Pausen.

5
Bei Unwohlsein während der Fahrt sofort anhalten und eventuell einen Arzt aufsuchen.

6
Gemäßigtes Klima ist für Sie am besten.

Sauna, Whirlpool und Co.

WICHTIG:
Bevor Sie in die Sauna gehen, müssen Sie unbedingt mit Ihrem Arzt besprechen, ob Sie das Ihrem Blutdruck zumuten dürfen.

Lieben Sie es in die Sauna zu gehen und fühlen sich dabei und vor allem danach pudelwohl und entspannt? Dann sollten Sie es auch weiterhin tun, denn die Erfindung hilft im allgemeinen, den Kreislauf zu stabilisieren.

Doch leider vertragen nicht alle Menschen die trockene Hitze. Falls Sie sich auch dazu zählen, lassen Sie es lieber sein, und versuchen Sie, sich anderweitig – beispielsweise durch ein Whirlpoolbad oder angenehme Musik – zu entspannen.

Bitte keinen Kälteschock

Die Grundregel bei allen Kneippschen Wasseranwendungen lautet: »Frieren verboten!« Sobald Sie sich kalt fühlen, sollten Sie die Bäder und Waschungen abbrechen.

Auf was Sie auf jeden Fall verzichten sollten, selbst wenn Sie mit Vorliebe die Sauna besuchen, ist das Abkühlen im eiskalten Pool. Ähnliche Wirkungen erzielt man auch durch Wechselduschen zwischen heißem und kaltem Wasser. Die durch die Wärme geweiteten Blutgefäße und die daraus resultierende Blutdrucksenkung verkehrt sich ins Gegenteil, sobald Sie ins kalte Naß springen: Die Blutgefäße ziehen sich erheblich zusammen und der Blutdruck steigt in die Höhe. In einzelnen Fällen kann es sogar zu intensiven Steigerungen kommen, die zu schweren Komplikationen führen. Duschen Sie sich deshalb lieber mit gut temperiertem Wasser ab und ruhen sich anschließend mindestens eine halbe Stunde aus, bevor Sie den nächsten Saunagang anpacken.

Um auf Nummer Sicher zu gehen, empfehle ich Ihnen, sich mit Ihrem Arzt zu besprechen.

Tips von Pfarrer Kneipp

Der Pfarrer Sebastian Kneipp (1821–1897) entdeckte für unsere Zeit die schon im Altertum bekannten Wasserkuren wieder. Seine Wasseranwendungen vertragen sich gut mit Bluthochdruck. Die Grundregel lautet: »Frieren verboten!«

Sportliche Aktivitäten

Was für Arbeit und Urlaub zutrifft, soll natürlich auch in der Freizeit nicht an Gültigkeit verlieren. Erholung sollte an erster Stelle stehen. Leider befinden sich in der heutigen Zeit sehr viele Menschen im Freizeitstreß. Zweimal in der Woche Tennis zu spielen, Verabredungen mit Bekannten oder Freunden zu treffen, den Ansprüchen der Kinder gerecht zu werden sowie das Hobby und den Garten zu pflegen ist für viele die Regel. Doch ob Sie mit dieser Lebensweise 100 Jahre alt werden, bezweifle ich. Sicherlich gibt es Menschen, die sich bei so viel Aktivität sehr wohl fühlen, aber es kommt wie bei allen Dingen im Leben auf das richtige Maß an. Das ist individuell verschieden. Erholungsphasen sollten immer die Anstrengungsphasen ablösen, damit sich der Körper wieder regenerieren kann. Solange Sie für genügend Ausgleich sorgen, ist alles in Ordnung.

Sauna und Sport sind hervorragende Möglichkeiten, Ihren Blutdruck wieder ins Gleichgewicht zu bringen. Doch wie auch beim Sonnenbad gilt: Bitte in Maßen.

Die Vorteile von Sport

Sportliche Betätigung kann wesentlich zu einer Verbesserung des Blutdrucks beitragen, weil sie gleich mehrere Fliegen mit einer Klappe schlägt:

Die positiven Auswirkungen von Sport

- Durch regelmäßigen Sport wird nachhaltig Übergewicht abgebaut
- Erhöhte Fett- oder Zuckerwerte im Blut werden gesenkt
- Die Blutgefäße erweitern sich nach Belastung langanhaltend, so daß ein erhöhter Blutdruck auf ein normales Maß gesenkt wird
- Ein weiterer großer Vorteil der Bewegung ist auch das »Dampf ablassen«: Aufgestauter Ärger oder Wut wird frei, man fühlt sich anschließend meist entkrampft und ruhig

Ungeeignete Sportarten

Dennoch sollten Sie bei der Auswahl Ihrer sportlichen Betätigung etwas wählerisch sein. Denn nicht jede Sportart ist für den Hypertoniker geeignet. Gerade um sehr kraftaufwendige Sportarten sollten Sie einen großen Bogen machen, da sie den Blutdruck stark ansteigen lassen. Vor allem von extremen Kraftsportarten wie Ringen, Boxen, Gewichtheben, aber auch Sportkegeln und Wettkampfrudern sollten Sie die Finger lassen.

Generell kann man sagen, daß alle Wettkampfsportarten durch die erforderliche seelische Anspannung und durch die körperliche Belastung eher eine Gefahr für Ihre Gesundheit darstellen. Weitere ungeeignete Sportarten sind:

- Bodybuilding an Gewichten
- Tauchen
- Wildwasserkajak
- Freiklettern (»Freeclimbing«) am Berg

Sogar altbekannte Übungen wie Kniebeugen, Liegestützen, Klimmzüge oder Rumpfbeugen sind nicht zu befürworten. Suchen Sie sich als Hypertoniker eine der geeigneten Sportarten aus, die Sie im nächsten Abschnitt aufgelistet finden.

Extreme und besonders kraftraubende Sportarten sollten Sie als Hypertoniker lieber nicht ausüben. Das gilt auch für wettkampfmäßig betriebene Sportarten.

Sport mit Bluthochdruck

1
Bei körperlicher Belastung sollte der Blutdruck nicht über 200/100 mmHg liegen.

2
Für den Hypertoniker gelten dabei 75 Prozent der höchstmöglichen Pulsschläge als oberste Belastungsgrenze.

3
Das bedeutet 180 Pulsschläge pro Minute minus der Anzahl der Lebensjahre (Ein 60jähriger Patient sollte bei einer körperlicher Anstrengung also nicht mehr als 120 Pulsschläge pro Minute aufweisen.)

Ungeeignete Sportarten und Bewegungsübungen

UNGEEIGNETE SPORTARTEN UND BEWEGUNGSÜBUNGEN

- Gewichtheben
- Ringen
- Boxen
- Bodybuilding mit Geräten
- Bergklettern
- Sportkegeln
- Bogenschießen
- Wettkampfrudern
- Wildwasserkajak
- Tauchen
- Seilklettern
- Klimmzüge
- Kniebeugen
- Liegestützen
- Tennis
- Tischtennis
- Squash
- Alpinski

EINGESCHRÄNKT EMPFEHLENSWERTE SPORTARTEN

- Fußball
- Handball
- Basketball
- Volleyball

GEEIGNETE SPORTARTEN UND BEWEGUNGSÜBUNGEN

- Walking
- Jogging
- Langlauf
- Radfahren
- Schwimmen
- Wandern
- Golf
- Skilanglauf
- Paddeln

Für alle Sportarten gilt: Lieber genießen als Rekorde jagen. Solange Sport für Sie eine angenehme Freizeitbeschäftigung darstellt und Sie nicht der Beste und Schnellste sein wollen, tun Sie Ihrem Organismus etwas Gutes.

Lieber genießen als Rekorde jagen

Spielen Sie gelegentlich Tennis oder Squash, und fahren Sie im Winter gern Ski? Sind Sie ein ehrgeiziger Sportler oder eher ein Genießer auf jedem Gebiet? Wenn Sie sich zu dem letztgenannten zählen, können Sie diese Sportarten ohne Gefahr weiter ausüben. Allerdings sollten Sie darauf achten, daß Sie sich nicht überanstrengen. Denn auch diese Sportübungen sind nicht ideal für Hypertoniker. Im Vordergrund sollte immer der Spaß und die Freude am Spiel stehen und nicht Gewinnen oder Verlieren, damit Ihr Blutdruck nicht aus den Fugen gerät.

Eingeschränkt empfehlenswerte Sportarten

Es gibt eine Reihe von traditionellen Ballspielen, die Groß und Klein Spaß machen. Wenn Sie auch zu denjenigen gehören, die gerne Fußball, Handball, Basketball oder Volleyball spielen, lassen Sie Ihrem Vergnügen freien Lauf. Beobachten Sie trotzdem gelegentlich Ihre Blutdruckwerte, um auf Nummer Sicher zu gehen, daß Sie Ihren Organismus nicht zu stark beanspruchen. Nehmen Sie ein Blutdruckmeßgerät ruhig in die Sporthalle mit. Sie können dann kurze Pausen machen, die Sie sowieso einlegen sollten, und Ihren Blutdruck messen.

Erlaubte Sportarten

Zum Glück gibt es noch eine ganze Reihe von Sportmöglichkeiten, bei denen Sie sich nach Lust und Laune austoben können. Sie können wählen zwischen Walking (schnelles Gehen), Jogging, Schwimmen oder Radfahren und im Winter Langlauf.

Diese Ausdauersportarten führen bei längerem Training zu einem stabilen Blutdruck und manchmal sogar auch zu einer leichten Blutdrucksenkung. Den gleichen Effekt weisen Bergwandern, Wanderrudern oder Paddeln auf. Spielen Sie gern eine Runde Golf? Kein Problem! Und wenn Sie im Winter partout nicht aus dem Haus wollen, ist ein Fahrradhometrainer zu empfehlen, auf dem Sie nach Herzenslust strampeln können.

Wichtig ist bei allen Sportarten, daß Sie mindestens zweimal pro Woche – und zwar 30 bis 40 Minuten lang – diesen Sport ausüben. Gerade für einen Menschen mit Bluthochdruck ist folgender Leitsatz von größter Bedeutung:

- Lieber zweimal pro Woche mindestens eine halbe Stunde Sport als jeden Tag nur fünf Minuten.

Mannschaftsspiele wie Fußball, Handball oder Basketball sind insofern empfehlenswert für Hypertoniker, solange sie nicht als reiner Leistungssport betrieben werden.

Wichtige Trainingsregeln

Zuallererst sollten Sie Ihren Arzt befragen, welche der genannten Sportarten für Sie ohne gesundheitliches Risiko durchführbar ist. Denn bei allen Sportarten spielt der Ausgangsblutdruck immer eine entscheidende Rolle.

- Hypertoniker, die beispielsweise in Ruhe schon einen Blutdruck über 200/100 mmHg messen, kommen erstmal für keine sportliche Belastung in Frage.

- Das gleiche gilt für Patienten mit krankhaften Herzrhythmusstörungen sowie mit Durchblutungsstörungen des Herzmuskels.

Liegt kein Stein im Weg und erhalten Sie grünes Licht für die oben aufgeführten geeigneten Sportarten, beachten Sie bitte immer: Übt man einen bestimmten Sport aus, so setzt sich dieser nicht nur aus dem aktiven Teil, beispielsweise dem Laufen, dem Tennisspielen oder dem Skifahren, sondern auch aus der Vor- und Nachbereitung zusammen. Konkret bedeutet dies, daß Sie sich vor jeder Übung mit leichten Bewegungen aufwärmen und Ihre Muskeln leicht dehnen sollten. Nach der sportlichen Aktivität sollte sich ein Erholungsteil anschließen. Sie können z. B. noch ein bißchen um den Platz gehen oder nach dem Schwimmen erst ein wenig ruhen, bevor Sie sich wieder anziehen.

Sport sollte Spaß machen!

Mitunter eine der wichtigsten Regeln bei Sport für Hypertoniker ist, daß er Spaß machen muß. Wie bereits erwähnt, sollte keine der erlaubten Sportarten in eine Wettkampfsituation ausarten. Lassen Sie sich genügend Zeit für Ihren Sport, und setzen Sie sich nicht unter Druck!

Sport sollte Spaß machen! Setzen Sie sich nicht unnötig unter Leistungsdruck!

*Sport sollte Spaß machen!
Jagen Sie nicht irgendwelchen
Rekorden hinterher, sondern
gönnen Sie sich Pausen – ganz
nach Ihrem persönlichen
Rhythmus. So betrieben ist
Sport ein heilsames Mittel.*

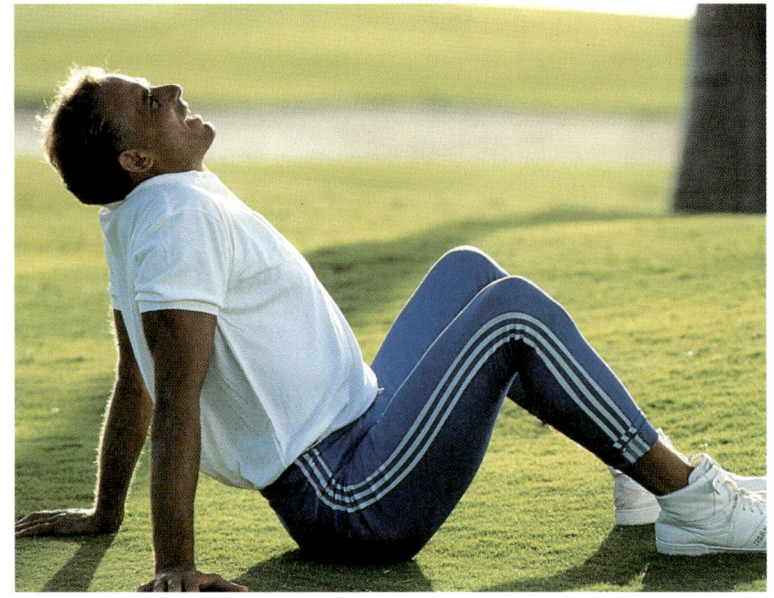

Trainingsprogramme

Falls Sie nicht gerne alleine Sport machen oder sich aufgrund Ihrer Krankheit ohne ärztlichen Beistand unsicher fühlen, können Sie sich beispielsweise Herzsportgruppen anschließen. In manchen Städten gibt es auch sogenannte ambulante, sportorientierte Hochdruck- oder Präventivgruppen, die speziell für und mit Bluthochdruckpatienten Sport machen und unter ärztlicher Überwachung stehen. Die ambulanten Herzgruppen, die Sie auch über eine richtige Ernährung und Umstellung bestimmter Gewohnheiten beraten können, bieten zudem sportliche Aktivität im Sinne einer herz- und blutdruckschonenden Therapie.

Falls Sie sich von keiner dieser Möglichkeiten angesprochen fühlen, wenden Sie sich doch an den nächstgelegenen Verein, und informieren Sie sich dort über das Sportangebot. Erkundigen Sie sich, um sicher zu gehen, nach der Ausbildung des Trainers.

TIP:
*Wenn Sie sich einer speziellen
Herzsportgruppe anschließen
wollen, erkundigen Sie sich,
ob auch immer ein Arzt
während des Trainings
anwesend ist.*

Ernährung bei Bluthochdruck

Neben einer regelmäßigen Blutdruckkontrolle und einer gesunden Lebensführung trägt die richtige Ernährung eine wesentliche Rolle zur Senkung des Bluthochdruckes bei. Eine ganze Reihe von Faktoren in unserer täglichen Ernährung können unseren Blutdruck positiv, aber auch negativ beeinflussen: Übergewicht, ein überhöhter Cholesterinspiegel, salzreiche Kost und Alkohol sind die großen Feinde unseres Herz-Kreislauf-Systems. Dennoch müssen Menschen mit Bluthochdruck in der Regel keine bestimmte Diät einhalten. Grundsätzlich muß der Betroffene auf nichts verzichten, solange er ein paar Ratschläge beherzigt. Oft kann dann sogar auf eine medikamentöse Behandlung verzichtet werden.

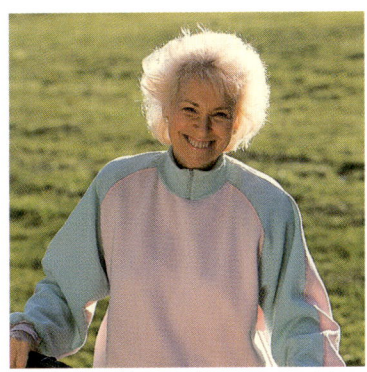

Die richtige Ernährung hält fit.

Die Fitneßpyramide – Grundprinzip der vitalen Ernährung

Frauenzeitschriften, Wissenschaftler und Gesundheitsverbände jeglicher Art predigen uns jedes Jahr eine neue Diät. Aber nur sehr, sehr wenige Patienten können sich – wenn überhaupt – langfristig mit einigen dieser gut gemeinten Ratschläge anfreunden bzw. sie in ihr Leben einbauen.
Ich möchte Ihnen hier keine Diät, sondern eine Fitneßpyramide vorstellen, die das Grundprinzip der vitalen Ernährung darstellt. Sie enthält alle wichtigen Nahrungskomponenten, nur in unterschiedlicher Gewichtung.
Sehen Sie sich die Fitneßpyramide einmal in Ruhe an!

Diät ist ein Teil der Diätetik, der Lehre vom gesunden Leben. Diese beinhaltet nicht nur Verbote, sondern auch eine ganze Reihe positiver Vorschläge.

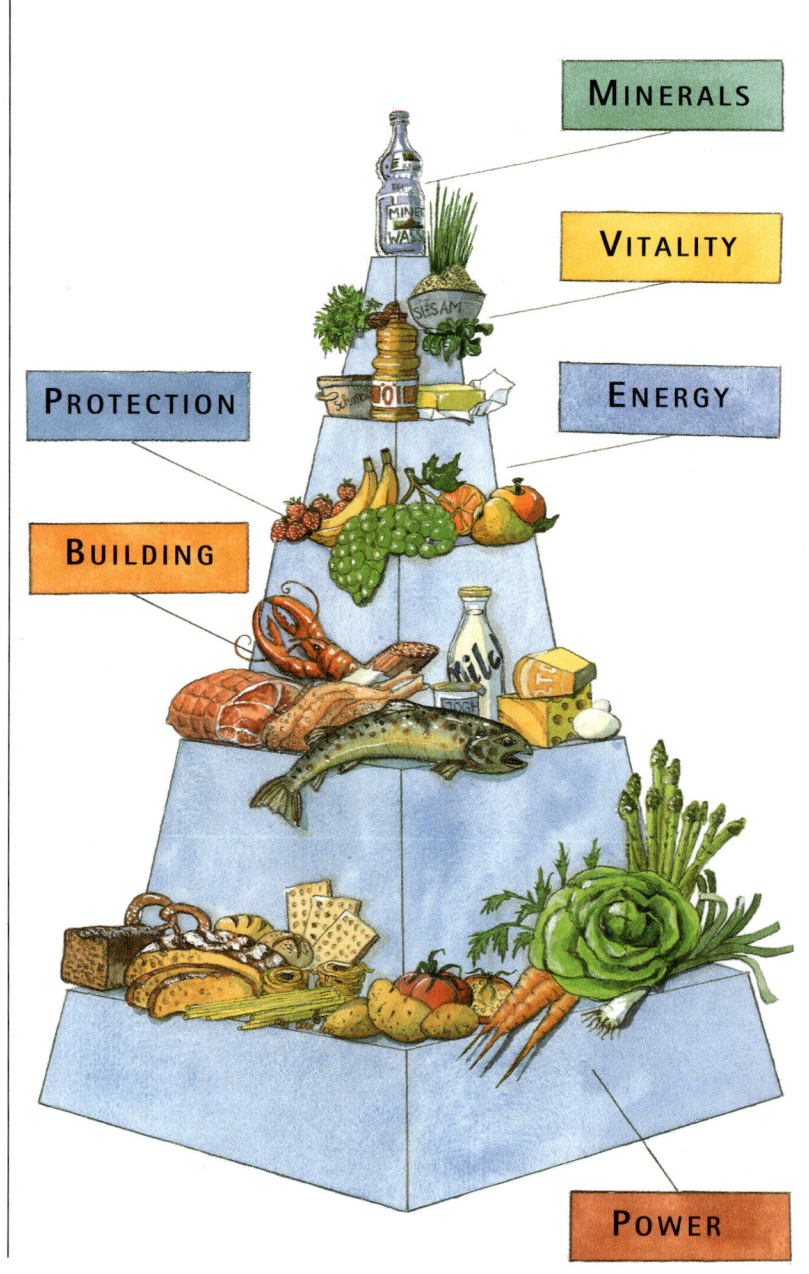

MINERALS

VITALITY

PROTECTION

ENERGY

BUILDING

POWER

Die Fitneßpyramide gibt Ihnen leicht und schnell Informationen für eine blutdruckschonende Ernährung.

Stufen der Fitneßpyramide

PYRAMIDENSTUFE	AUFBAU	WIRKUNG
MINERALS	Mineralstoffe Spurenelemente wie Kalzium, Kalium, Kupfer	Hohe Mineralstoffdichte Notwendig für funktionale Ernährung
VITALITY	Vitalstoffe Samensprossen, Kräuter, oder Nüsse	Vitamin- und mineralstoffreich Verdauungsfördernd Antibiotisch Konzentrationssteigernd
ENERGY	Brennstoffe v. a. Fette und Öle	Unentbehrlicher Treibstoff Schlüssel für Vitaminverwertung Vitamin-E-Träger
PROTECTION	Schutzstoffe z. B. Obst und Obstsäfte für Ihren Stoffwechsel	Hohe Vitamindichte Schutzstoffe Enzymatische Wirkung
BUILDING	Aufbaustoffe z. B. Fleisch, Milch, Milchprodukte, Fisch und Eier	Hochwertiges Eiweiß Vitamine der B-Gruppe und Eisen Reich an Kalzium, Lezithin Omega-3-Fettsäuren
POWER	Kraftstoffe z. B. Getreideprodukte, Brot, Gemüse und Säfte	Leistungs- und konzentrationssteigernd Verdauungsfördernd Konstanter Blutzuckerspiegel Vitamin- und mineralstoffreich

Leicht und verständlich

Bisher bezogen sich Ernährungsempfehlungen immer auf die relative Zusammensetzung aus den Hauptnährstoffen Kohlenhydrate, Fett und Eiweiß. Man kann Lebensmittel jedoch nicht nur nach Hauptnährstoffen einteilen, da sie meist aus einer Mischung aller drei Komponenten bestehen. So enthält z. B. Milch neben dem Milcheiweiß auch Milchfette und Kohlenhydrate in Form von Milchzucker. Ebenso Gemüse: Es besteht aus Kohlenhydraten und Ballaststoffen, aber man findet darin auch pflanzliches Eiweiß und Fett in geringen Mengen. Und so verhält es sich bei fast allen Lebensmitteln, mit wenigen Ausnahmen.

Die Fitneßpyramide enthält alle wichtigen Hauptnährstoffe in den richtigen Relationen. Allerdings finden Sie in der Fitneßpyramide andere Begriffe, die Ihnen mit einem Wort erklären, für welche Körperfunktionen und Lebenssituationen die einzelnen Lebensmittelgruppen wichtig sind.

Die einzelnen Stufen der Fitneßpyramide

- **Getreideprodukte und Gemüse**
  Die größte Gruppe der Fitneßpyramide bilden Brot, Getreideprodukte, Gemüse und Gemüsesäfte. Diese Lebensmittel geben Ihnen die POWER (Kraft), die Sie den ganzen Tag über fit hält, und sie sorgen für eine gute Verdauung. Aus dieser Gruppe sollten Sie mengenmäßig am meisten verzehren.

- **Fleisch, Fisch und Milch**
  Das sogenannte BUILDING (Aufbau) bildet die nächste Stufe der Pyramide, die sich aus Fleisch, Milch und Milchprodukten, Fisch und Eiern zusammensetzt. Diese Nahrungsmittel werden täglich für den Muskel- und Knochenaufbau und für den Stoffwechsel benötigt.

Die Fitneßpyramide gibt Ihnen schnell und leicht einen Überblick darüber, was Sie täglich für Ihren Körper brauchen.

- **Obst**
  Obst und Obstsäfte sorgen für die PROTECTION (Schutz) Ihrer Zellen und halten Ihren Stoffwechsel auf Trab. Durch die schnelle Verfügbarkeit des Fruchtzuckers im Obst sind Sie für Streßsituationen bestens gewappnet.

- **Fette und Öle**
  ENERGY (Energie) liefern die Fette und Öle, die in einer ausgewogenen Ernährung unentbehrlich sind. Sie gewährleisten die Versorgung mit fettlöslichen Vitaminen und sind wichtige Aromaträger.

- **Vitalstoffe**
  Die Vitalstoffe sind in den kleinen Dingen ganz groß: Durch ihren hohen Vitamin- und Mineralstoffgehalt ergänzen sie die tägliche Ernährung optimal und könnten auch als Nahrungsergänzungsstoffe bezeichnet werden. Sie enthalten bioaktive Stoffe, die Ihren Körper vor Infekten bewahren, steigern die Konzentration und fördern die Verdauung. Samen, Sprossen, Kräuter und Nüsse geben Ihnen zusätzlich die VITALITY (Vitalität), die Sie für den ganzen Tag brauchen.

Power, Building, Protection, Energy, Vitality und Minerals sind die zentralen Elemente der Fitneßpyramide.

- **Mineralstoffe**
  Mineralwasser weist die höchste Mineralstoffdichte auf und versorgt Ihren Körper mit notwendigen MINERALS (Mineralstoffen und Spurenelementen).
  Da der Mensch zu 60 Prozent aus Wasser besteht, ist eine tägliche Wasserzufuhr von ca. zwei bis drei Litern notwendig. Wasser mit sehr hohem Sulfatgehalt (mindestens 1600 Milligramm pro Liter) wirkt sich zudem positiv auf eine Senkung des Cholesterinspiegels aus.
  Achten Sie bei Mineralwässern bitte auf die Liste der Inhaltsstoffe: Natriumarme Mineralwässer sollten Sie bevorzugen. Ob mit oder ohne Kohlensäure – wie es beliebt.

Die gemischte Kost macht's!

Um sich optimal zu ernähren und Ihren Körper mit allen notwendigen Nährstoffen zu versorgen, wählen Sie jeden Tag aus jeder Gruppe aus.

Dabei kommt es nicht darauf an, daß Sie alle Lebensmittel über den Tag verteilt zu sich nehmen müssen. Wichtig ist, daß Sie Ihre Speisen und Getränke in der Tagesbilanz aus allen sechs Lebensmittelgruppen anteilsmäßig zusammengestellt haben.

Am besten erreichen Sie ein ausgewogenes Verhältnis aller Inhaltsstoffe, wenn Sie Ihre Ernährung als Mischkost mit Fleisch, Gemüse, Brot, Getreide, Obst und Milch anlegen.

- Eine Mischkost, in der Fleisch, Gemüse, Brot, Getreide, Obst, Milch und Milchprodukte enthalten sind, versorgt Sie ideal mit den wichtigsten Nährstoffen und gewährleistet, daß die Nährstoffe auch optimal vom Körper aufgenommen werden.

- Tierische Lebensmittel wie Milch und Milchprodukte, Fleisch, Fisch und Eier enthalten viele Vitamine und Mineralstoffe und vor allem das für zahlreiche Funktionen lebenswichtige Eiweiß.

- Die richtige Eiweißzusammensetzung in der Ernährung ist das A und O, da menschliches Eiweiß nur aufgebaut werden kann, wenn alle dafür notwendigen Aminosäuren – kleinste Eiweißbausteine – vorhanden sind. Dies erreichen Sie am besten mit einer ausgewogenen Mischkost, da sich tierisches und pflanzliches Eiweiß ideal ergänzen.

- Fleisch versorgt den Körper zudem optimal mit dem Spurenelement Eisen, das besonders wichtig für die Blutbildung und Immunabwehr ist. Außerdem fördert Fleisch die Aufnahme von Eisen, Zink, Selen und Vitamin A aus pflanzlichen Lebensmitteln, weshalb man es wissenschaftlich als Resorptionsvermittler bezeichnet.

Die Wochenbilanz muß stimmen

Da es aufgrund vieler Umstände (Beruf, Reisen, Schule) nicht immer ganz so leicht ist, sich nach der Fitneßpyramide zu ernähren, sollte man quasi zum Wochenende eine Nährstoffbilanz ziehen.

Beim Blick auf die Fitneßpyramide fällt Ihnen bestimmt sofort auf, was am wenigsten in dieser Woche aus den einzelnen Gruppen auf Ihrem Speiseplan stand. Hier wäre es ratsam, den Ausgleich zu schaffen.

Sie brauchen auch keine Angst zu haben, daß Sie irgendwelche Defizite oder Mangelerscheinungen bekommen, wenn Sie sich für ein oder zwei Tage nicht entsprechend ernähren können. Der Wochenausgleich bringt spätestens alles wieder ins richtige Lot.

Entscheidend ist die Wochenbilanz Ihrer Ernährung. Eine Über- und Unterversorgung an Einzeltagen wird im Wochenzeitraum wieder gut ausgeglichen.

Auf das richtige Verhältnis kommt es an

Damit Sie sich die Mengenverhältnisse der einzelnen Fitneßstufen besser vorstellen und sich Ihren Tagesplan danach ausrichten können, wurde die tägliche Nährstoffbilanz zusätzlich prozentual erfaßt.

- POWER (Kraftstoffe): 55 Prozent
- BUILDING (Aufbaustoffe): 30 Prozent
- PROTECTION (Schutzstoffe): 10 Prozent
- ENERGY (Brennstoffe): 5 Prozent
- VITALITY (Vitalstoffe) sind Nahrungsergänzungsstoffe und brauchen somit prozentual nicht erfaßt werden.
- MINERALS (Mineralstoffe) sollten täglich über Mineralwasser zuführt werden.

Wenn Sie versuchen, sich nach dem Prinzip der Fitneßpyramide zu ernähren, haben Sie schon einen großen Beitrag zu einer vernünftigen Ernährung geleistet.

Übergewicht mit gewichtigen Folgen

Zahlreiche Krankheiten sind auf ein Zuviel auf der Waage zurückzuführen. Folgeerkrankungen, die durch Übergewicht bzw. Fettsucht hervorgerufen werden können, sind in erster Linie Herz-Kreislauf-Erkrankungen, Zuckerkrankheit (Diabetes mellitus) und Gicht, aber auch Bluthochdruck. Daneben gibt es noch andere Probleme, die durch Übergewicht entstehen können:

- Die Beweglichkeit ist meist eingeschränkt, dadurch steigt die Unfallgefahr.

- Knochen und Gelenke werden durch das Übergewicht belastet, was zu Arthrose und Entzündungen führen kann.

- Die Belastbarkeit sinkt, das Treppen steigen fällt schwer, jede sportliche Aktivität ist zu anstrengend.

- Übergewichtige fühlen sich oft von der Gesellschaft ausgeschlossen, und dadurch nimmt ihre Lebensfreude ab.

Übergewicht ist eine der gewichtigsten Risikofaktoren für Bluthochdruck. Mit Hilfe der Fitneßpyramide und etwas Bewegung können Sie ganz einfach Ihr Übergewicht wieder in den Griff bekommen.

Eine Faustregel zeigt deutlich den Zusammenhang zwischen Bluthochdruck und Übergewicht. Man sagt, daß pro Kilogramm Gewichtsabnahme der systolische Blutdruckwert um 2 mmHg und der diastolische Wert um 1 mmHg gesenkt werden kann. Beispiel: Ein Patient mit Blutdruckwerten von 160/100 mmHg und mehr als 10 Kilogramm Übergewicht, kann bei einer Gewichtsabnahme von 10 Kilogramm seinen Blutdruck im Idealfall auf 140/90 mmHg senken. Medikamente werden somit hinfällig. Selbst wenn dieser Erfolg nicht eintritt: Eine Senkung des Blutdruckes ist bei einer Reduktionsdiät immer gegeben, und der Patient kommt mit weniger Medikamenten aus. Versuchen Sie mit Hilfe der Fitneßpyramide und etwas Bewegung Gewicht abzubauen.

Das Normalgewicht

Die einfachste Methode zur Bestimmung des Normalgewichtes ist die Berechnung mit der Broca-Formel:

> **Körpergröße (cm) – 100 = Normalgewicht (kg)**

Das Gewicht ist leicht zu errechnen und bietet einen groben Anhaltspunkt. Leider wird bei dieser Methode der Körperbau nicht berücksichtigt, so daß sehr große oder sehr kleine Menschen falsche Werte erhalten.

So berechnen Sie Ihr Normalgewicht

Normalgewicht in Kilogramm =
        Körpergröße in Zentimeter – 100

Ein Beispiel für einen Mann:
        Körpergröße 1,80 m - 100 = 80 Kilogramm

Bei einer Frau werden von diesem Ergebnis noch einmal zehn Prozent abgezogen:
        80 Kilogramm - 8 Kilo = 72 Kilogramm

Eine genauere Messung erhalten Sie mit dem sogenannten Bodymass Index (BMI):

$$\text{Bodymass-Index} = \frac{\text{Körpergewicht (kg)}}{\text{Körpergröße (m)} \times \text{Körpergröße (m)}}$$

Bei Frauen sind BMI-Werte zwischen 19 und 24 wünschenswert, bei Männern zwischen 20 und 25. Liegen die Werte zwischen 25 und 30, liegt ein leichtes Übergewicht vor. Bei einem BMI-Wert, der mehr als 30 beträgt, spricht man von Fettsucht, die unbedingt durch geeignete Ernährungsmaßnahmen behandelt werden sollte.

Die Formeln zur Berechnung des Normalgewichts geben nur Näherungswerte an. Wenn Sie aber erheblich über dem berechneten Gewicht liegen, dann hilft nur noch Abspecken.

Was bedeuten eigentlich Kalorien?

Sie wissen sicherlich, was Kalorien (richtig müßte man sagen Kilokalorien) oder Joule zählen bedeutet und daß Lebensmittel mit sehr hohem Kaloriengehalt nicht so ideal sind.
Aber wissen Sie eigentlich, warum Sie zählen sollen bzw. wie Kalorien zählen und Ernährung zusammengehören?

Stellen Sie sich den Körper als Verbrennungsmaschine vor: Diese Maschine benötigt für verschiedene Funktionen verschieden hohe Brennstoffmengen (Energie).
Man unterscheidet dabei:
- Grund- oder Erhaltungsumsatz
- Leistungsumsatz
- Arbeitsumsatz

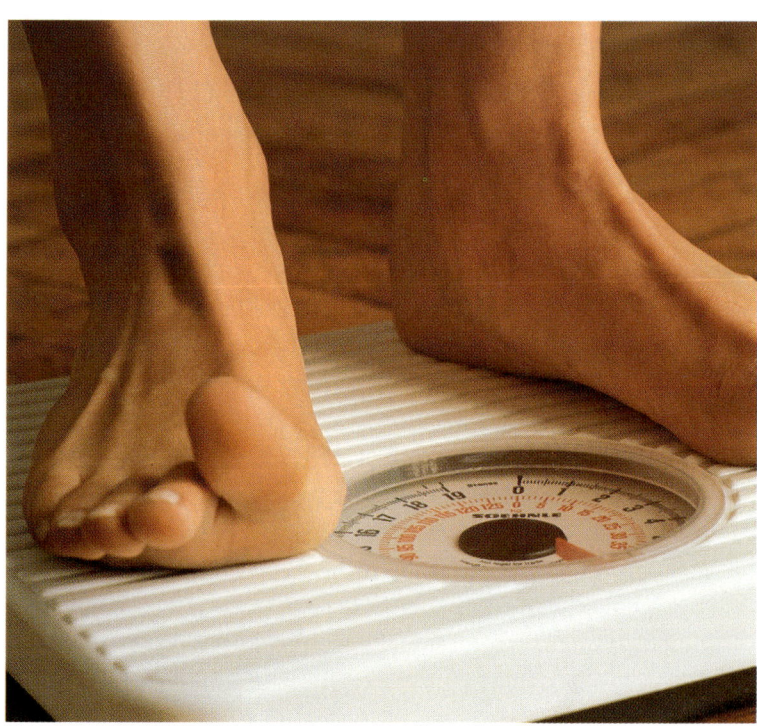

Übergewicht ist ein deutliches Zeichen, daß der Körper aus der Balance geraten ist: Energiezufuhr und Verbrauch stehen nicht mehr im Einklang. Der Blick auf die Waage belegt es unzweifelhaft.

Was sind Grundumsatz, Leistungsumsatz und Arbeitsumsatz?

- Der **Grundumsatz** ist die Energieproduktion, die zur Erhaltung aller grundlegenden Körperfunktionen in völliger körperlicher Ruhe benötigt wird. Dies sind z. B. die Durchblutung, der Herzschlag, die Lungenfunktion oder die Wärmeproduktion. Ohne diese lebensnotwendigen Funktionen könnten Sie nicht existieren.

- Der **Leistungsumsatz** ist jener Energieverbrauch, der für ganz normale Bewegungen wie z. B. Sitzen, Stehen, Gehen, Kauen, Schlucken etc. benötigt wird.

- Der **Arbeitsumsatz** ist der Umsatz, der über den Grundumsatz und den Leistungsumsatz hinaus benötigt wird, z. B. bei starker sportlicher Aktivität, schwerer körperlicher Arbeit, während der Schwangerschaft, der Stillzeit oder bei schweren Erkrankungen.

All diese Funktionsbereiche benötigen Nachschub, um weiterhin funktionieren zu können. Diesen Nachschub geben Sie ihrem Körper in Form von Nahrung, und die Menge wird in Kalorien gemessen.

Man muß jedoch beachten, daß alle Nährstoffe unterschiedliche Kaloriengehalte aufweisen:

Ihr Körper verbraucht ständig Energie. Um diese Energiemenge zu erfassen, berechnet man drei verschiedene Energieumsätze: den Grundumsatz, den Leistungsumsatz und den Arbeitsumsatz.

Wieviel Energie liefern Nährstoffe?

- Fett: 1 Gramm liefert ca. 9 kcal Energie
- Eiweiß: 1 Gramm liefert ca. 4 kcal Energie
- Kohlenhydrate: 1 Gramm liefert ca. 4 kcal Energie
- Alkohol: 1 Gramm liefert ca. 7 kcal Energie

»kcal« ist die Abkürzung für Kilokalorie.

Unterschiedlicher Nahrungsbedarf

Sie sehen also, wenn Sie Ihre Körperfunktionen alle aufrecht-erhalten wollen, benötigen Sie von Fett eine deutlich gerin-gere Menge, um den notwendigen Brennstoff zu liefern, als von Kohlenhydraten oder Eiweiß.

Umgekehrt gilt auch: Wenn Sie Ihren Energieverbrauch in Form von Kohlenhydraten decken, dürfen Sie mehr davon essen als von zu fetthaltigen Lebensmitteln. Wenn Sie allerdings für zuviel Nachschub sorgen, indem Sie mehr Nahrung zuführen, als Ihr Körper benötigt, werden die Überschüsse in den Fettdepots gespeichert.

Faustregel für den Kalorienbedarf: Pro Gramm Körpergewicht und Stunde beträgt Ihr Grundumsatz etwa eine Kilokalorie.

Befragen Sie die Fitneßpyramide

Werfen Sie einen Blick auf die Fitneßpyramide, wenn Sie unsicher sind, ob sie beim Essen die richtige Auswahl getrof-fen haben. Sie zeigt Ihnen, von welcher Gruppe Sie mengen-mäßig am meisten verzehren dürfen.

Wieviel Kalorien dürfen es sein?

Eine Faustregel sagt: Für den Grundumsatz benötigt der Mensch pro Gramm Körpergewicht und Stunde etwa eine Kilokalorie. Eine Frau mit 60 Kilogramm benötigt also für den Grundumsatz etwa 1440 Kilokalorien. Allerdings spielen viele Faktoren bei der Energieverbrennung eine Rolle, so daß sich tatsächlich sehr unterschiedliche Grundumsätze er-geben können.

Rechnen Sie sich nicht schlank!

Seien Sie ehrlich zu sich selbst. Es hilft wenig, wenn Sie sich nun schlichtweg schlank rechnen. Sie wissen selbst sehr gut, ob Sie zu dick sind oder nicht.

Faktoren des Grundumsatzes

- Frauen haben einen niedrigeren Grundumsatz als Männer. Das liegt an der unterschiedlichen Körperzusammensetzung, da Männer mehr Muskelmasse, aber weniger Fettgewebe besitzen als Frauen. Das Muskelgewebe ist stoffwechselaktiver, und es wird somit mehr Energie verbraucht.
- Im Alter nimmt der Grundumsatz um ca. 20 Prozent ab. Die Stoffwechselvorgänge werden langsamer, und die Körperzusammensetzung verändert sich. Der Körper benötigt weniger Energie, um seine Grundfunktionen zu erfüllen.
- Die Schilddrüsenhormone bestimmen im wesentlichen den Energieverbrauch. Bei einer Schilddrüsenunterfunktion ist der Grundumsatz verringert, bei einer Überfunktion erhöht.
- Auch die Größe, das Gewicht sowie Streß und längeres Fasten können Ursachen für einen erhöhten bzw. erniedrigten Grundumsatz sein.

Allgemeine Richtlinien für den Gesamtenergiebedarf

Für den Grund- und den Arbeitsumsatz gibt es Richtlinien, da eine exakte Berechnung des persönlichen Gesamtenergiebedarfs ohne komplizierte Messungen nicht möglich ist. Frauen benötigen bei leichter beruflicher Tätigkeit etwa 2200 kcal pro Tag, Männer etwa 2600 kcal. Größere körperliche Anstrengungen in Beruf und Freizeit erfordern Zuschläge: für mittelschwere Arbeit etwa 600 kcal, für Schwerarbeit etwa 1200 kcal und für Schwerstarbeit etwa 1600 kcal. Durch sportliche Betätigung kann der Gesamtumsatz beträchtlich gesteigert werden. Deshalb: Schwingen Sie sich öfter mal auf Ihr Fahrrad und machen Sie eine kleine Tour ins Grüne!

Wieviel Energie benötigen Sie? Frauen benötigen täglich etwa 2200 kcal, Männer etwa 2600 kcal. Für mittelschwere und schwere körperliche Anstrengungen sollten Sie noch 600 bis maximal 1800 kcal hinzuzählen.

Fett ist nicht gleich Fett

Fette haben in unserer Gesellschaft einen schlechten Ruf. Mit Sprüchen wie »Fett ist nicht nett« ist ihr Image ziemlich ramponiert worden. Aber so schlimm wie ihr Ruf sind sie gar nicht, denn ohne Fette kann unser Körper auch nicht funktionieren. Nur ein Zuviel an Fett bringt die Pfunde auf die Waage und belastet so den Organismus. Fette sind als Energielieferant und als Resorptionsfaktor von fettlöslichen Vitaminen notwendig.

Ungesättigte Fettsäuren tun Ihrem Körper gut: Olivenöl und andere pflanzliche Fette gehören hierzu. Tierische Fette erhöhen dagegen den Cholesterinspiegel in Ihrem Blut.

Gesättigte und ungesättigte Fettsäuren

Wie Sie vielleicht wissen, ist Fett nicht gleich Fett. Man unterscheidet gesättigte und ungesättigte Fettsäuren.

- Vor allem die einfach und mehrfach ungesättigten Fettsäuren wie Ölsäure, Linolsäure und Linolensäure sind für die Herz-Kreislauf-Prophylaxe fest in eine gesunde Ernährung einzuplanen. Sie sind in pflanzlichen Fetten und Ölen wie Keimöl, Olivenöl und Margarine, aber auch in Nüssen enthalten.
- In tierischen Fetten, beispielsweise in der Butter oder dem Butterschmalz, findet man hauptsächlich gesättigte Fettsäuren. Diese sind die schädlichen Fette, enthalten zudem Cholesterin und sollten deshalb nur in geringen Mengen verzehrt werden.

Gesättigte und ungesättigte Fettsäuren	
UNGESÄTTIGTE FETTSÄUREN IN PFLANZLICHEN PRODUKTEN	**GESÄTTIGTE FETTSÄUREN IN TIERISCHEN PRODUKTEN**
• Keimöle, Olivenöl	• Butter, Butterschmalz
• Margarine	• Käse
• Nüsse	• Wurst, fettes Fleisch

Cholesterin – ein Blutdruckerhöher?

Cholesterin ist ein fettähnlicher Stoff, der für verschiedene Prozesse in unserem Körper benötigt wird: Es ist ein wichtiger Baustein für die Körperzellwände und deren Stabilität und dient als Vorstufe für Vitamin D, das für den Knochenaufbau und die Zähne benötigt wird. Cholesterin dient als Ausgangsprodukt für Gallensäuren, die für die Verdauungsvorgänge benötigt werden, und für einige Hormone.

Cholesterin wird vom Körper selbst und in ausreichenden Mengen hergestellt. Wird Cholesterin durch die Nahrung zugeführt, drosselt unser Organismus die Eigenproduktion, so daß der Blutcholesterinspiegel wieder ausgeglichen wird.

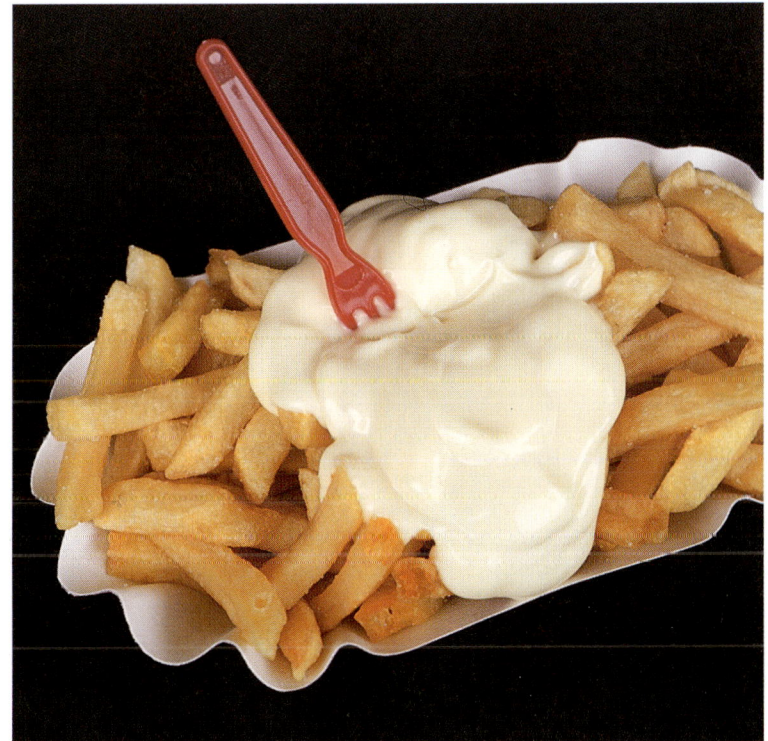

Eine wahre Cholesterinbombe: Pommes frites mit Mayonnaise. Mit zuviel Cholesterin aus tierischen Fetten verengen sich die Blutgefäße: Bluthochdruck ist die Folge.

Allerdings wird mit der täglichen Ernährung meist zuviel Cholesterin aufgenommen (mehr als 300 Milligramm), das sich dann in den Arterienwänden ablagert und zu Verengungen und Versteifungen der Blutgefäße führt: Bluthochdruck ist die Folge.

Ich will an dieser Stelle nicht den Zeigefinger heben und Ihnen all diese Lebensmittel verbieten. Es kommt immer darauf an, ob Sie Probleme mit einem erhöhten Cholesterinspiegel haben. Und dies kann nur der Arzt feststellen. Gene-

Aus nebenstehender Tabelle können Sie leicht ersehen, welche Nahrungsmittel besonders viel oder besonders wenig Cholesterin enthalten. Mit wenig Fett tun Sie nicht nur Ihrem Blutdruck etwas Gutes.

Cholesteringehalt verschiedener Nahrungsmittel

Je 100 Gramm Nahrungsmittel	Cholesterin in Milligramm
Hirn	2000
Kalbsnieren	380
Innereien	250–350
Löffelbiskuit	280
Hühnerei	270
Butter	240
Krabben	150
Aal	140
Mayonnaise	140
Fettkäse	100
Gänseschmalz	100
Eierteigwaren	94
Wurst	70–120
Wild	65–110
Fisch	30– 60
Magerkäse	7– 45
Trinkmilch	5– 12
Speisequark, mager	1
Getreide	0
Kartoffeln	0
Obst	0
Gemüse	0
Diätmargarine	0

rell ist jedoch eine cholesterinarme Ernährung empfehlenswert, um mögliche Schäden zu vermeiden. Sie sollten deshalb bei der Auswahl ihrer Fette und Öle darauf achten, daß es sich um pflanzliche Produkte handelt. Die meisten Pflanzenfette und -öle enthalten nämlich – im Gegensatz zu den tierischen Fetten – überwiegend ungesättigte Fettsäuren, die sogar in der Lage sind, den Blutdruck zu senken.

Warnung vor erhöhten Triglyzeridwerten

Den gleichen gefäßschädigenden Effekt wie das Cholesterin bringen erhöhte Triglyzeridwerte im Blut mit sich. Auch diese Fette lagern sich bei übermäßigem Verzehr an den Arterienwänden ab und sorgen dafür, daß der Blutdruck in die Höhe geht. Wenn Sie sich nach den Prinzipien der Fitneßpyramide richten, pflanzliche Fette und Öle bevorzugen, Ihren Süßigkeitsverzehr einschränken und ein paar überflüssige Pfunde abnehmen, werden Sie keine Probleme mit einem erhöhten Triglyzeridspiegel haben.

Fischölkapseln – Helfer oder Scharlatan?

Wissenschaftler fanden heraus, daß die ungesättigten Fettsäuren in Fisch (Omega-3-Fettsäuren) einen positiven Einfluß auf eine Blutdrucksenkung haben. In Tierversuchen konnten durch Ablagerungen bedingte Veränderungen der Gefäßwände gebremst bzw. abgebaut werden. Allerdings sind hierzu hohe Mengen dieser Fettsäuren notwendig.
Wenn Sie sich das Geld für teure Fischölkapseln sparen wollen, sollten Sie dreimal die Woche Fisch essen und mit dem Salzen vorsichtig sein! Denn es ist eindeutig erwiesen, daß eine Kombination verschiedener blutdrucksenkender Maßnahmen (Einnahme von Omega-3-Fettsäuren, Reduzierung der Kochsalzzufuhr, Erhöhung der Kaliummenge, etc.) nachhaltig den Blutdruck senkt.

Auf teure Fischölkapseln können Sie leicht verzichten, wenn Sie mehrmals pro Woche Fisch essen. Fisch ist nicht nur gesund, sondern auch ganz besonders lecker und leicht verdaulich.

61

In der Würze liegt das Geheimnis

Wie schon vorher dargestellt, gilt: Kochsalz in hohen Mengen führt praktisch fast immer zu einem Bluthochdruck. Wenn Sie andererseits die Kochsalzzufuhr drastisch verringern, wird sich dies positiv auf Ihren Blutdruck auswirken.

Wieviel Kochsalz ist o.k.?

Bitte bedenken Sie beim Salzverbrauch auch die nicht unerheblichen Salzmengen, die in fertigen Nahrungsmitteln versteckt sind, z. B. in Wurst, Schinken, Mayonnaise, Käse und vielen Knabbermischungen.

Der Appetit auf Kochsalz wird im Laufe eines Lebens erworben. Die meisten Naturvölker kennen Bluthochdruck nicht, da ihre tägliche Kochsalzzufuhr selten die Fünf-Gramm-Marke überschreitet. Unser Körper benötigt zur Aufrechterhaltung unseres Blutdruckes etwa zwei Gramm Kochsalz. Tatsächlich nehmen wir aber – meist unbewußt – mehr als das fünffache davon auf, 10 bis 20 Gramm sind keine Ausnahmefälle. In der Regel wird eine tägliche Kochsalzzufuhr von fünf bis sechs Gramm empfohlen, um keine Kreislaufstörungen zu verursachen. Nur bei extremem Schwitzen oder mehrtägigen Durchfallerkrankungen sollte die Kochsalzmenge erhöht werden, um die Salzverluste wieder auszugleichen und somit Funktionsverlusten von Organen vorzubeugen.

Kochsalzgehalt in Lebensmitteln

Kochsalz besteht aus einer Verbindung der chemischen Elemente Natrium und Chlorid. Nach neuesten Untersuchungen wird sogar angenommen, daß nicht Natrium allein, sondern nur in Verbindung mit Chlorid den Blutdruck erhöht. In Nahrungsmitteln liegt Natrium überwiegend als Kochsalz vor, so daß man aus dem Natriumgehalt von Lebensmitteln auf deren Kochsalzmenge schließen kann: 400 Milligramm Natrium entsprechen in etwa einem Gramm Kochsalz. Um Ihnen das Fragen nach den Natriumgehalten in Lebens-

Natriumgehalt verschiedener Lebensmittel

NATRIUMARME LEBENSMITTEL

Bis 40 mg Natrium/100 g
Frisches Obst, Obstkonserven, Obstsäfte, ungesalzene Nüsse, Marmelade, Honig, Schokolade, Mehl, Reis, Getreide, Frischgemüse, Kartoffeln, Kräuter, Sahne, Quark, Schichtkäse, Erfrischungsgetränke, Tee, Kaffee

Bis 120 mg Natrium/100 g
Milch und Milchprodukte (außer Käse), Eier, Teigwaren, frisches Fleisch, Geflügel, Wild, frischer Fisch, Sellerie, Spinat, Mangold, Karotten, Rote Beete, Artischocken, Diätmargarine, ungesalzene Fette, natriumarme Lebensmittel

MÄSSIG NATRIUMHALTIGE LEBENSMITTEL

Bis 400 mg Natrium/100 g
Frischkäse, geräucherte Makrele, geräucherter Bückling, Zwieback, Gebäck, Kuchen, Fertig-Kartoffelpürree und -klöße, Gemüsekonserven, Gemüsesäfte, Kräuterbutter

NATRIUMREICHE LEBENSMITTEL

Bis 1200 mg Natrium/100 g
Käse, Wurstwaren, gepökeltes Fleisch, Speck, Fischkonserven, Fischsalate, Brot, Brötchen, Kartoffel-Fertigprodukte wie z. B. Kroketten, Pommes frites, Kartoffelplätzchen, eingelegtes Gemüse, Grillsaucen, Fertiggerichte (Dosen- und Tiefkühlkost), Sauerkraut, Mayonnaise

STARK NATRIUMHALTIGE LEBENSMITTEL

Mehr als 1200 mg Natrium pro 100 g
Dauerwurstwaren, roher Schinken, Salzheringe, Lachsersatz, Schafskäse, Schimmelkäse, Schmelzkäse, Salzgebäck, Kapern, Oliven, Ketchup, Senf, Kräutersalze, Meersalze, Curry, Brühwürfel, Streuwürze, flüssige Würze, Suppen- und Fleischextrakte, fertige Saucen und Marinaden, gesalzene Nüsse und Mandeln.

Aus nebenstehender Liste können Sie leicht ersehen, welche Lebensmittel besonders viel oder besonders wenig Natrium (und damit Kochsalz) enthalten. Kochsalz ist einer der wichtigsten Blutdrucktreiber.

mitteln zu ersparen und das Umrechnen zu erleichtern, wurde diese Liste über den Natriumgehalt verschiedener Lebensmittel zusammengestellt. Sie gibt Ihnen einen Überblick über natriumarme, mäßig natriumhaltige und natriumreiche Lebensmittel.

Natriumarme Produkte können Sie ohne Einschränkungen zu sich nehmen; sie enthalten höchstens 0,3 Gramm Kochsalz pro 100 Gramm. Die Lebensmittel, die pro 100 Gramm Lebensmittel bis zu 400 Milligramm Natrium enthalten, sollten Sie in Maßen verzehren, denn hier haben Sie schnell den Richtwert von sechs Gramm täglich erreicht. Vorsicht ist bei den Lebensmitteln geboten, die viel Natrium (mehr als 1200 Milligramm) enthalten. Diese sollten Sie möglichst nur gelegentlich essen oder ganz darauf verzichten.

Spezielle Produkte

Es gibt noch eine Reihe spezieller Produkte, die eigens für Bluthochdruck- und Nierenerkrankte im Verkauf angeboten werden. Wenn Sie einmal in einem Reformhaus gestöbert haben, haben Sie sicher die Begriffe »streng natriumarme«, »natriumarme« und »natriumverminderte« Lebensmittel gelesen. Was verbirgt sich nun dahinter?

Lebensmittel, die nach Angabe des Herstellers streng natriumarm sind, enthalten weniger als 40 Milligramm Natrium pro 100 Gramm Lebensmittel, also unter 0,1 Gramm Kochsalz. Der Kochsalzgehalt natriumarmer Lebensmittel liegt zwischen 0,1 und 0,3 Gramm. Natriumverminderte Produkte enthalten etwa 0,6 Gramm Kochsalz pro 100 Gramm Lebensmittel und unterstützen eine kochsalzarme Diät. Generell sind diese Lebensmittel zu empfehlen, ob sie allerdings notwendig sind, ist fraglich. Denn diätetische Produkte sind meist sehr viel teurer als normale Lebensmittel, mit denen Sie sich allerdings genauso gut und kochsalzarm ernähren können.

Spezielle natriumarme Lebensmittel sind sicherlich hilfreich für Hypertoniker. Allerdings müssen Sie nicht ständig auf diese teueren Produkte zurückgreifen, ein kochsalzarmer Speiseplan tut's auch.

Sparmaßnahmen

Es gibt eine ganze Reihe an Möglichkeiten, wie Sie Ihren Kochsalzverbrauch senken und dennoch wohlschmeckende Speisen zubereiten können. Hier ein paar Tips, wie Sie ganz leicht leckere Speisen ohne Salz herstellen können.

- Bevorzugen Sie Garmethoden wie Dämpfen, Dünsten und Grillen. Sie unterstützen bei diesen Zubereitungsarten den Eigengeschmack der Speisen!
- Gehen Sie mit frischen Kräutern großzügig um. Sie tragen durch ihre ätherischen Öle nicht nur zu einem hervorragenden Geschmack Ihrer Menüs bei, sondern enthalten zudem auch viele lebenswichtige Mineralstoffe und Vitamine!
- Marinieren Sie Fleisch in Knoblauch- oder Kräuterölen, oder legen Sie es für kurze Zeit in Rot- oder Weißweinmarinaden, dann sparen Sie sich das Salz und erhalten trotzdem ein herzhaft gewürztes Fleisch!
- Wässern Sie Salzheringe vor der Zubereitung, und legen Sie Matjes vor dem Verzehr in Buttermilch ein, dadurch sinkt der Salzgehalt!
- Stellen Sie kräftig würzende Pasten aus Knoblauch, Zwiebeln, Paprika, Meerrettich oder Tomaten, gemixt mit Kräutern und Gewürzen, selbst her. Diese können Sie dann als Brotaufstrich oder als Würze für Ihr Fleischgericht verwenden!
- Experimentieren Sie mit der großen Vielfalt an Gewürzen, wie z. B. Anis, Koriander, Majoran, Kümmel, Kardamom!
- Geben Sie Ihrem Gericht den richtigen Pfiff mit gerösteten Hasel- oder Walnüssen, Sonnenblumen- oder Kürbiskernen, das hebt den Geschmack!
- Verwenden Sie für Salat kräftig schmeckende Öle und Essige, wie z. B. (selbstangesetzte) Kräuteröle oder -essige, Balsamicoessig, Oliven- oder Walnußöl!

Hier eine ganze Liste praktischer Tips zur Vermeidung von Kochsalz. Sicher ist auch für Ihren Geschmack etwas dabei.

Kochsalzersatzmittel

In Drogerie und Reformhaus werden Alternativen zum Kochsalz angeboten. Diese enthalten anstatt Natrium Verbindungen mit Kalium, Kalzium, Ammonium oder Magnesium. Leider sind diese sogenannten Kochsalzersatzmittel kaum zu empfehlen, da sie bei ungenauer Dosierung geschmackliche Veränderungen der Speisen hervorrufen können.

Verwechseln Sie bitte die angebotenen Diätsalze wie Meersalz, Kräutersalz und Steinsalz nicht mit Kochsalzersatzmitteln. Diese enthalten immer Natrium und sind somit als Ersatz für Kochsalz nicht geeignet! Im Zweifelsfall sollten Sie immer bei der Fachkraft nachfragen, ob es sich um natriumfreie Produkte handelt. Das gleiche gilt im übrigen auch für angebotene kochsalzfreie Suppen und Soßen.

Ein salzfreies Salz, das aus Eiweißstoffen hergestellt wird, soll in absehbarer Zeit in den Handel kommen. Ob es den Erwartungen entspricht, bleibt abzuwarten.

Schmackhafte Gewürze und ihre Wirkungen

GEWÜRZ	WIRKUNG	VERWENDUNG
Pfeffer	Anregend, erzeugt Hitze	Alle Fleischsorten
Ingwer	Appetitanregend	Gemüse, Obst
Muskatnuß	Verdauungsfördernd	Spinat, Kartoffelgerichte
Cayennepfeffer	Anregend, erzeugt Hitze	Alle Fleischsorten
Kardamom	Verdauungsfördernd	Brot, Fleisch
Basilikum	Appetitanregend	Lamm, Hammel, Tomaten
Petersilie	Harntreibend	Suppen, Saucen, Salate
Wacholder	Verdauungsfördernd	Brot, Fleisch
Nelken	Verdauungsfördernd	Glühwein, Apfel, Nachtisch
Majoran	Appetitanregend	Kartoffeln, Fleisch
Fenchelsamen	Beruhigend	Brot, Eintopfgerichte

Echte Alternativen

Sie werden jetzt vielleicht die Nase rümpfen, weil Ihr kulinarisches Leben gründlich entsalzt wurde. Glauben Sie nicht, daß Ihre Gerichte in Zukunft alle fad und langweilig schmecken müssen, sondern bedenken Sie, daß es hier weit über 200 Kräuter und Gewürze gibt, die jedem Gericht eine besondere Note verleihen. Wußten Sie, daß es zehn verschiedene Sorten Pfeffer gibt? Kennen Sie die Vielfalt der Kräuter und ihre Verwendung in der Küche? Es wird gar nicht lange dauern, und das Zusalzen gehört der Vergangenheit an. Ihre Zunge wird sich über die neuartigen Geschmacksrichtungen freuen, und Sie werden nach kürzester Zeit feststellen, daß sich auch Ihr Geschmacksempfinden verändert hat. Salzhaltige Lebensmittel, die Sie vorher als »normal« empfunden haben, werden Ihnen nun stark salzig vorkommen. Das Verlangen nach Salz eignet sich jeder im Laufe des Lebens erst an, und was man sich angewöhnt hat, kann man sich genauso wieder abgewöhnen, ohne Einschränkungen im Genußwert hinnehmen zu müssen!

Für jeden Geschmack ist ein Kraut gewachsen. Lassen Sie Ihrer Phantasie beim Kräuterwürzen freien Lauf, denn es gibt viel mehr als das tägliche Schnittlauch-Dill-Petersilie-Einerlei.

Schluß mit der Kräutermonotonie!

Während man früher nur die drei gängigsten Küchenkräuter Schnittlauch, Dill und Petersilie kannte, quellen heute die Märkte über mit allerlei Grünzeug. Estragon, Basilikum, Kerbel, Salbei und Melisse sind nur einige von den Kräutern, die in einem guten Restaurant häufige Verwendung finden. Durch die neue Küche, die ihren Schwerpunkt auf leichte Kost legt, wurden zahlreiche Kräuter erst salonfähig gemacht. Hierbei sind der Phantasie keine Grenzen gesetzt. Erlaubt ist, was gefällt bzw. schmeckt. Kräuter und Gewürze geben jedem Gericht eine besondere Note. Probieren Sie sich doch einfach einmal durch den Kräuter- und Gewürzgarten – Sie werden überrascht sein.

Ausnahmen bestätigen die Regel

Rosmarin sollten Sie in Ihrer Küche nur wenig verwenden, da es nach Aussagen von heilkräuterkundigen Medizinern eine blutdrucksteigernde Wirkung besitzen soll.

Da Currymischungen unter Umständen Kochsalz enthalten können, sollten Sie auf die Zutatenliste schauen, ob Kochsalz bei der Zusammenstellung verwendet wurde. Wenn Sie nicht sicher sind und auf Ihr Currypulver nicht verzichten wollen, stellen Sie es doch einfach selbst her. Ein indisches Curry kann beispielsweise aus folgenden Zutaten zusammengestellt werden: Schwarzer Pfeffer, Chilipfeffer, Nelken, Zimt, Kardamom, Koriander, Kümmel, Bockshornklee, Ingwer, Muskat, Piment, Senfsamen, Mohnsamen und Kurkuma, das die gelbe Farbe bringt.

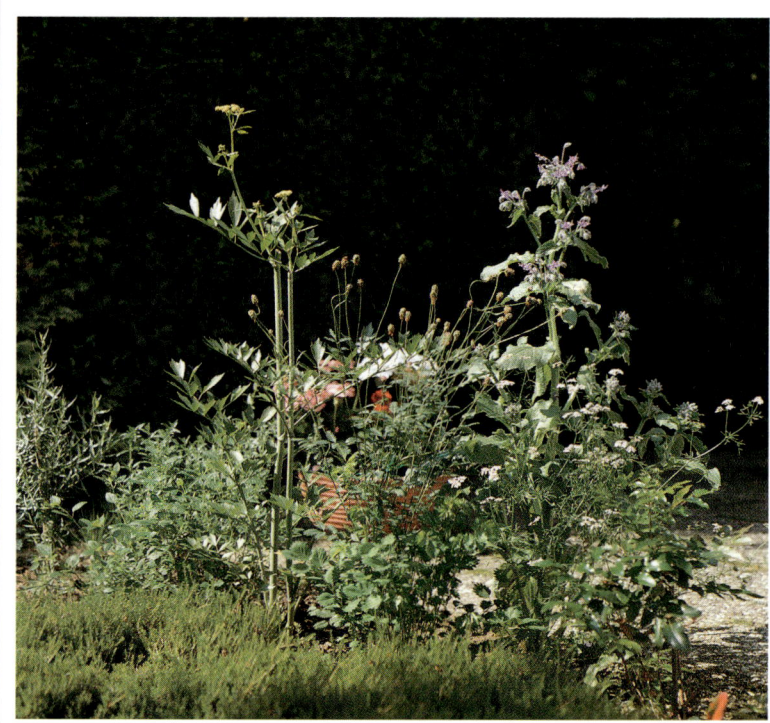

Im Kräutergarten finden Sie eine ganze Reihe von Heilkräutern, die blutdrucksenkend wirken: Besonders beliebt sind Knoblauch, Mistel, Weißdorn und auch Olivenblätter.

Blutdrucksenkende Heilpflanzen

Knoblauch

Knoblauch klein hacken und aufs Brot oder zu Fleisch und Gemüse geben oder als Saft mit warmer Milch oder Honig trinken. Mindestens zwei Zehen täglich über mehrere Monate einnehmen. Eine Wirkung wird normalerweise erst nach längerer regelmäßiger Einnahme erreicht.

Misteltee

Misteltee erhalten Sie durch zwei bis drei Teelöffel frisches oder getrocknetes Kraut, das mit einer Tasse kaltem Wasser übergossen und über Nacht stehen gelassen wird. Morgens und abends eine Tasse über mehrere Wochen trinken.

Olivenblättertee

Olivenblättertee sollte nach dem Essen getrunken werden, da Olivenblätter die Magenschleimhaut reizen können. Nicht bei Magenkrankheiten anwenden. Den Tee mit zwei Teelöffeln Blätter zubereiten, die in einer Tasse Wasser zum Kochen gebracht werden. 15 bis 20 Minuten ziehen lassen. Zweimal täglich eine Tasse trinken.

Weißdorntee

Weißdorntee stellen Sie her, indem Sie zwei Teelöffel Blätter oder Blüten mit einer Tasse kochendem Wasser übergießen. 20 Minuten ziehen lassen. Zweimal täglich eine Tasse trinken.

Wenn Sie gerne Tee trinken oder Knoblauch in verschiedenen Variationen lieben, sollten Sie die Wirkung dieser Kräuter und Gewürze einmal selbst erproben. Erkundigen Sie sich bei der Fachkraft in Ihrer Apotheke oder im Reformhaus, ob sie das eine oder andere Kraut für Sie besorgen kann. Schon manche Heilpflanze konnte chemisch hergestellte Medikamente ersetzen!

Mit Knoblauch und Heilpflanzentees erreichen Sie nicht nur eine Senkung Ihres Blutdrucks, sie schmecken auch wirklich gut.

Der Gegenspieler – Kalium

Ideal wäre ein Gleichgewicht zwischen Natrium und Kalium. Die meisten Menschen sind jedoch mit Kalium unterversorgt.

Eine Reihe von wissenschaftlichen Untersuchungen weisen darauf hin, daß die Entstehung von Bluthochdruck nicht nur von der Höhe der Natriumzufuhr, sondern auch vom Natrium-Kalium-Verhältnis in der Ernährung abhängt.

Menschen, die in Industrieländern leben, nehmen meist drei- bis sechsmal soviel Natrium wie Kalium zu sich. Bei Naturvölkern, in denen die Kaliumzufuhr wesentlich höher ist als die zugeführte Natriummenge, kommt eine essentielle Hypertonie nur sehr selten vor. Im Idealfall sollten sich Kalium und Natrium die Waage halten.

Kaliumhaltige Lebensmittel

- Vollkornbrot
- Getreide
- Sellerie
- Fisch
- Nüsse
- Bohnen
- Bananen
- Kartoffeln
- Brokkoli

Kalium ist in Gemüse, Obst, Getreide, Fisch und Nüssen enthalten. Besonders kaliumreich sind Bohnen (dicke Bohnen, Sojabohnen) und Kartoffeln. Leider vernichten wir oftmals durch falsche Zubereitung den Kaliumgehalt in diesen Lebensmitteln. In reichlich Wasser gekocht laugen Kartoffeln aus, und das Kalium verschwindet zusammen mit dem Kochwasser im Abfluß. Deshalb sollten Sie Kartoffeln und Gemüse in wenig Wasser oder Fett dünsten oder im Dampfdruckkochtopf garen. Wenn Sie Bohnen in Wasser eingeweicht haben, sollten Sie das Bohnenwasser auch zum Kochen verwenden.

Von einer zusätzlichen Kaliumaufnahme über Tabletten oder in Form von Pulver ist in der Regel abzuraten, da auch hier ein Zuviel mehr schadet als nützt. Gerade bei Menschen mit Nierenfunktionsstörungen kann eine hohe Kaliumdosierung sogar schädlich sein.

Getränke in einer blutdruck-schonenden Ernährung

Nicht nur beim Essen kann man einiges falsch machen, auch beim Trinken kann es Probleme geben, denn manche Getränke haben es in sich. Immer wieder werde ich gefragt, ob Kaffee bei hohem Blutdruck schadet und ob ein Gläschen Wein oder Bier denn wirklich so schlimm sei.

Kaffee

Für Kaffee gilt, was in der Regel für alle Lebensmittel zutrifft: Wenn Sie ihn vertragen, ist dagegen nichts einzuwenden. Falls Sie auf Ihren täglichen Kaffee nicht verzichten wollen, obwohl er Ihren Blutdruck in die Höhe treibt, versuchen Sie es doch einmal mit koffeinfreiem Kaffee. Der schmeckt genauso gut, belastet aber den Kreislauf bei weitem nicht so stark.

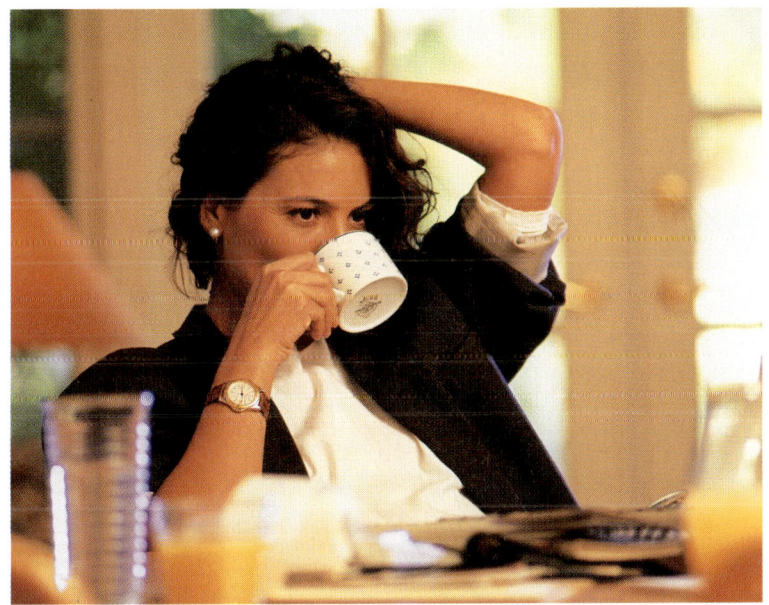

Wenn Sie Kaffee vertragen, haben Sie keinen Grund, auf diesen Muntermacher zu verzichten. Treibt Kaffee jedoch Ihren Blutdruck in die Höhe, dann sollten Sie einmal zu koffeinfreiem Kaffee greifen.

Bei der Auswahl Ihrer täglichen Getränke sollten Sie auch Ihren Blutdruck berücksichtigen. Selbst wenn Sie auf Kaffee nicht verzichten wollen, sollten Sie bei Alkohol und gekauften Gemüsesäften vorsichtig sein.

Tee

Tee macht im allgemeinen keine Beschwerden. Der Teeingehalt (Teein entspricht dem Koffein) im Tee liegt sogar unter dem des koffeinfreien Kaffees. Ein Tip für Teeliebhaber: Bringen Sie Abwechslung in Ihre Teeküche. Über 100 verschiedene Sorten stehen zur Wahl.

Alkohol

Alkohol führt nachweislich zum Anstieg des Blutdruckes. Sie sollten deshalb Ihren Alkoholkonsum einschränken. Im Handel ist mittlerweile eine große Anzahl alkoholfreier Getränke erhältlich: Bier, Wein und sogar Sekt mit 0,0 Promille tun nicht nur den Organen und dem Führerschein gut, auch der Blutdruck gerät bei diesen Getränken nicht außer Kontrolle.

Kohlensäurehaltige Getränke

Limonaden und Colagetränke sind wegen ihres hohen Zuckergehaltes nicht zu empfehlen. Auch hier schlagen sich große Mengen schon bald an Hüften und Bauch nieder und belasten Herz und Kreislauf.

Gemüsesäfte

Vorsicht ist auch bei gekauften Gemüsesäften geboten. Karotten-, Rote-Beete-, Tomaten- und Gemüsemixgetränke enthalten oft beträchtliche Mengen an Kochsalz. Betrachten Sie vor dem Kauf immer aufmerksam das Etikett, oder bereiten Sie sich einen Gemüsesaft aus Ihrem Lieblingsgemüse selbst zu. Wenn Sie einen Entsafter haben, geht es ganz leicht. Wenn nicht, dann kochen Sie das geputzte und gewaschene Gemüse in wenig salzfreiem Wasser und pürieren es anschließend im Mixer. Würzen mit frischen Kräutern oder salzfreien Gewürzen ist nach Belieben erlaubt! Wenn Sie den Saft nicht so dickflüssig mögen, lassen Sie ihn einfach durch ein feines Sieb laufen oder verdünnen ihn mit Mineralwasser.

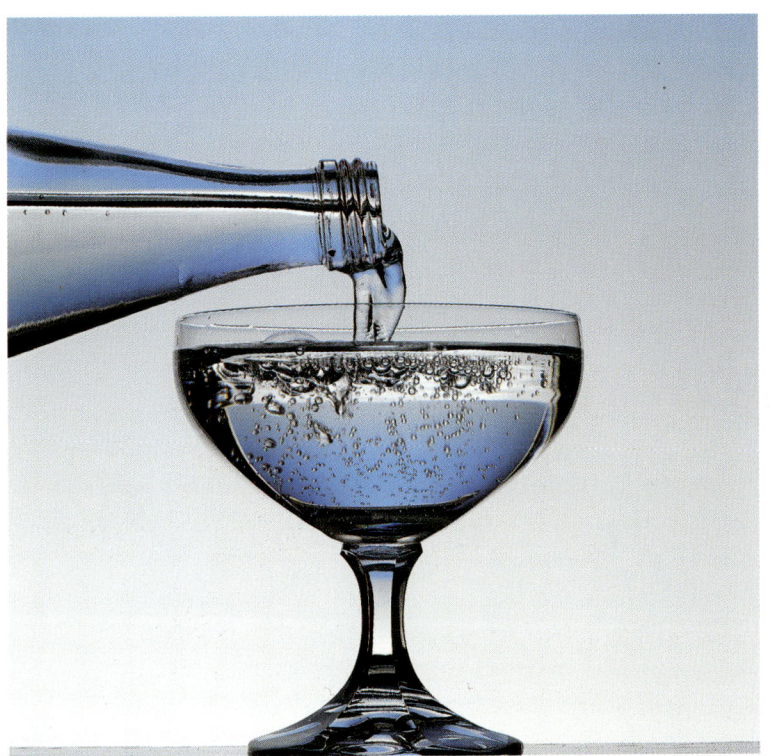

Jeder Mensch braucht täglich drei bis vier Liter Flüssigkeit. Anstatt des vielen Kaffees oder Biers sollten Sie lieber mal zu Mineralwasser greifen. Wählen Sie aber eine natrium- und chloridarme Marke aus.

Mineralwasser

Auch hier sollten Sie nicht einfach zur Flasche greifen. Mineralwässer unterscheiden sich oft erheblich in ihrem Natriumgehalt. Schwankungen zwischen 4 und 3900 Milligramm Natrium pro Liter kommen vor. Wie bereits anfangs erwähnt, kommt es bei Bluthochdruckerkrankten nicht nur auf den Natriumgehalt, sondern auch auf den Chloridgehalt an. Liegen beide Werte dieser Mineralien hoch, sollten Sie dieses Mineralwasser lieber stehen lassen.

Am besten wählen Sie natrium- und chloridarme Mineralwässer aus, die sich zusätzlich durch einen hohen Gehalt an Kalium ausweisen. Es gibt eine große Anzahl an Sorten mit geringem Natrium- und Chloridgehalt, die Sie am besten bei Ihrem Getränkehändler erfragen.

Rezepte für eine blutdruckschonende Ernährung

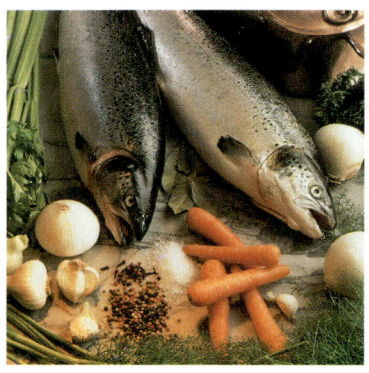

Guten Appetit!

Sie werden es schon schmecken: Diese Anti-Bluthochdruck-Rezepte sind lecker. Lassen Sie sich doch verführen – zur salzarmen und blutdruckschonenden Küche.

Einfach (und) gut!

Ich habe für Sie Rezepte ausgewählt, die einfach und schnell zubereitet werden können. Sie werden sehen, daß Sie keine besonderen Lebensmittel – z. B. aus dem Reformhaus – benötigen, um die Rezepte nachzukochen.

Verstehen Sie meine Rezeptauswahl als Anregung, um selbst geeignete Menüs aus Ihren Lieblingsrezepten zuzubereiten. Es gibt ein paar ganz einfache Regeln, die fast jedes Rezept zu einem Anti-Bluthochdruck-Rezept werden lassen:

- Lassen Sie das Salz einfach weg! Setzen Sie statt dessen als Würze frische Kräuter ein! Achten Sie auch auf den Salzgehalt in Suppenkonzentraten, Fleischextrakten und Fertigsaucen!
- Ersetzen Sie – sofern möglich – tierische Fette durch pflanzliche: z. B. Sonnenblumenöl statt Butter.
- Sparen Sie generell ein wenig mit Fett! Mischen Sie beispielsweise Sauerrahm mit magerem Joghurt und verwenden Sie zum Braten beschichtete Pfannen.
- Tauschen Sie Lebensmittel mit hohem Kochsalzgehalt gegen solche aus, die natriumvermindert sind.

Ich wünsche Ihnen viel Spaß beim Kochen und nicht zuletzt: Guten Appetit!

Frischkäsesuppe von Frühlingslauch

Zutaten für 2 Personen: *2 Frühlingslauche • 2 EL Milch*
2 Tassen Gemüsebrühe, ungesalzen • 4 EL Frischkäse, Magerstufe
2 EL französische Kräuter • Pfeffer aus der Mühle • rosa Beeren

REICH AN:
Beta-Karotin und Folsäure

1
Frühlingslauch klein schneiden, wenig Brühe andünsten. Frischkäse und französische Kräuter dazugeben, mit Brühe und Milch aufgießen. Unter ständigem Rühren erhitzen. Mit Pfeffer aus der Mühle würzen und mit rosa Beeren dekorieren.

2
Als Beilage zu den cremigen Suppen empfehle ich Ihnen ein herzhaftes Kräuterfrischkäsebaguette, das im Ofen kurz überbacken wird.

TIP:
Dunkles Vollkornbrot schmeckt nicht nur lecker, es versorgt Sie auch mit den notwendigen Ballaststoffen.

Rohkostteller

Zutaten für 2 Personen: *150 g Karotten • 150 g Sellerie*
1 großer Apfel • Saft von einer Zitrone • 4–5 Kirschtomaten
1 EL grobgehackte Nüsse • etwas Weizenkeimöl und Balsamico
Pfeffer aus der Mühle • 4 EL frisch geschnittener Schnittlauch

REICH AN:
Vitamin A, Vitamin C

1
Die Karotten, den Sellerie und den Apfel schälen. Den Apfel entkernen und alles grob raspeln. Mit dem Zitronensaft beträufeln. Kirschtomaten waschen und halbieren.

2
Alle Zutaten gut mischen und mit dem Weizenkeimöl und dem Balsamicoessig beträufeln. Mit Pfeffer aus der Mühle würzen und mit dem frischen Schnittlauch bestreuen.

TIP:
Als Beilage empfehle ich Ihnen eine Scheibe Vollkornbrot, die Sie je nach Geschmack mit einem Kräuterjoghurt oder -quark bestreichen können.

Gemüsesuppe mit Champignonklößchen

Zutaten für 2 Personen: *1 TL Margarine ● 1/4 Wirsingkopf 120 g Rosenkohl ● 1/2 Kohlrabi ● 1/2 Stange Lauch ● 1 Karotte 2 Kartoffeln ● 1/2 Zwiebel ● 1 Frühlingszwiebel ● 1 Lorbeerblatt 1/2 l Gemüsebrühe, ungesalzen ● Pfeffer aus der Mühle*

Für die Champignonklößchen: *200 g Kalbsbrät oder fein durchgedrehtes Hackfleisch ● 100 g Champignons ● 60 g Zwiebeln 1/2 TL Margarine ● 1/2 Bund Schnittlauch ● weißer Pfeffer*

TIP:
Als Beilage reichen Sie am besten herzhaftes Landbrot.

1

Das gesamte Gemüse putzen, waschen und in kleine Stücke zerteilen. Die Zwiebel fein schneiden und in der Margarine glasig dünsten. Anschließend das gesamte gewaschene, geputzte und klein geschnittene Gemüse dazugeben.

Kurz angehen lassen und mit der Brühe aufgießen. Das Lorbeerblatt dazugeben und die Suppe mit Pfeffer würzen.

Alles nun so lange köcheln lassen, bis das Gemüse auf den Biß gegart ist.

2

Für die Klößchen die Champignons fein schneiden, ebenso die Zwiebeln. Die Zwiebelwürfel in Margarine glasig dünsten, kurz angehen lassen und diese Mischung beiseite stellen.

Das Kalbsbrät oder Hack gut verrühren und die ausgekühlte Champignon-Zwiebelmasse sowie Schnittlauchröllchen gut untermengen und mit weißem Pfeffer abschmecken.

3

Aus dieser Masse mit einem kleinen Löffel Nockerl abstechen und in heißer Brühe oder der Gemüsesuppe garen.

Das Lorbeerblatt herausnehmen und die Suppe servieren.

Feine Pfifferlingsuppe

Zutaten für 2 Personen: *100 g Pfifferlinge ● 1/2 Zwiebel etwas Zitronensaft ● 1 EL Margarine ● 1 EL Mehl 1/2 l Gemüsebrühe, ungesalzen ● weißer Pfeffer, Curry Knoblauchpulver ● 2 EL Sahne 30% ● 2 EL frisch gehackte Petersilie*

1
Die Pfifferlinge verlesen, waschen und in grobe Stücke schneiden. Mit etwas Zitronensaft beträufeln.

2
Die Zwiebel schälen, würfeln und in der Margarine glasig dünsten. Das Mehl hineinrühren und kurz aufschäumen lassen.

3
Mit Fleischbrühe angießen und die Suppe kurz aufkochen lassen. Mit den Gewürzen nach Belieben abschmecken. Bei kleiner Hitze etwa 5 Minuten köcheln lassen. Dann die Pfifferlinge in die Suppe geben. Die Sahne hineinrühren und das Ganze mit frischer Petersilie bestreuen.

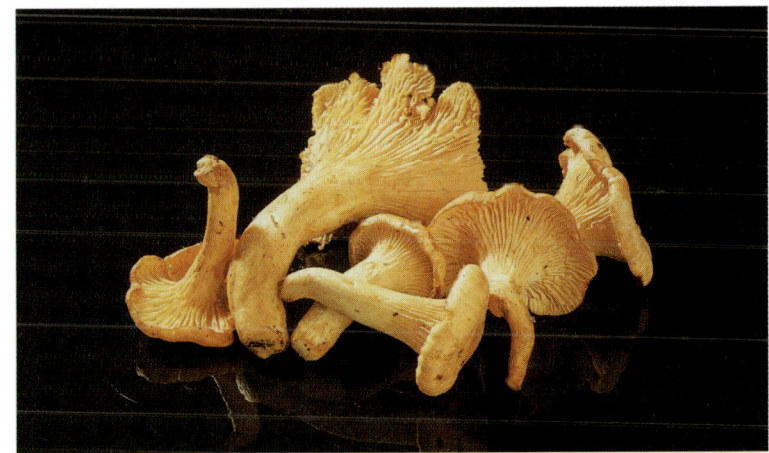

Pfifferlinge sind nicht nur gesund, sie sind eine Wohltat für Ihren Körper und Ihren Blutdruck. Ein Spaziergang im Wald liefert oft auch eine willkommene Bereicherung Ihres Speiseplans.

Gegrillte Makrelen auf Risotto

Zutaten für 2 Personen: *160 g Makrelenfilet ● Pfeffer aus der Mühle ● 2 EL Basilikum ● Saft einer Zitrone*

Für das Risotto: *80 g Vollkornreis ● 1 l Gemüsebrühe 40 g geriebener Emmentaler*

Für die Tomatensauce: *400 g Tomaten ● 100 g Zwiebeln 2 TL Tomatenmark ● Pfeffer ● Basilikum, Oregano 100 ml Gemüsebrühe*

1

Die Makrelen mit Pfeffer und Basilikum einreiben und mit Zitronensaft beträufeln. Dann auf den vorgeheizten Grill legen und auf jeder Seite ca. 5 Minuten grillen.

2

Den Reis waschen, abtropfen lassen und in einen Topf geben. Kurz erhitzen und mit der Fleischbrühe aufgießen. Im geschlossenen Topf im Backofen bei 170° C angießen und zusammen mit dem Tomatenmark und den Gewürzen ca. 10 Minuten einkochen lassen.

3

Den Fisch auf dem Risotto anrichten. Die Tomatensauce dazu reichen.

Nicht nur für Volksfeste und Grillabende – auch mal zwischendurch ist die Makrele eine gesunde und kräftige Mahlzeit.

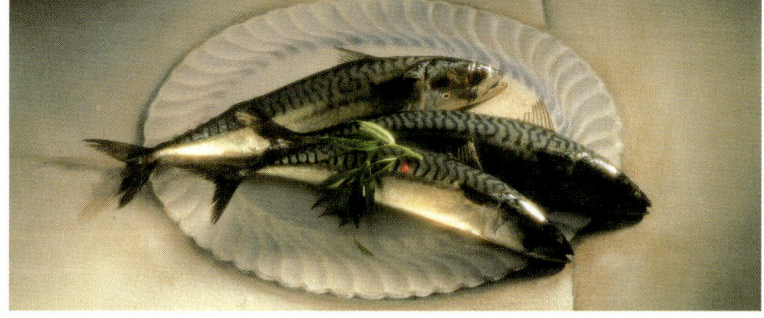

Ragout von Gemüse und Pilzen

Zutaten für 2 Personen: *je 100 g Champignons, Egerlinge, Austernpilze ● 60 g Karotten ● 60 g Sellerie ● 60 g Lauch 60 g Butter ● 2 EL Mehl ● 1/4 l Gemüse- oder Fleischbrühe, ungesalzen ● 1 Tasse Milch (1,5% Fett) ● 2 EL Sauerrahm 2 EL Sahne ● 1/2 Tasse gehackte Kräuter ● Pfeffer aus der Mühle*

Für die Semmelknödel: *4 altbackene Semmeln ● 2 Eier 1/2 Tasse Milch ● 2 EL gehackte Kräuter ● Muskat ● Pfeffer aus der Mühle*

1

Die Pilze putzen, waschen, klein schneiden. Butter erhitzen, Mehl dazugeben und gut verrühren. Mit Brühe und Milch langsam unter Rühren aufgießen und etwas köcheln lassen.

2

Dann die Pilze hinzufügen, ebenso das in kleine Stücke geschnittene Gemüse. Mit dem Kochlöffel ab und zu umrühren und bei schwacher Hitze ca. 8 Minuten garen. Zum Schluß den Sauerrahm, die Sahne und die gehackten Kräuter dazugeben und mit Pfeffer abschmecken.

3

Für die Semmelknödel die altbackenen Semmeln in Würfel schneiden und mit der heißen Milch überbrühen. Kurze Zeit ziehen lassen. Die Eier und die gehackten Kräuter dazugeben. Alles gut vermengen und mit Jodsalz, Pfeffer und Muskat würzen. Aus dieser Masse Knödel formen und in kochendes Salzwasser geben. Dann allerdings nur noch ziehen lassen. Die Knödel mit einem Schöpflöffel aus dem Kochwasser nehmen, in einen tiefen Teller legen und mit dem Gemüsepilzragout servieren.

INFO:
Der Tagesbedarf für Kochsalz liegt bei nur fünf Gramm. Wir nehmen aber meist das Doppelte bis Dreifache täglich zu uns. Also: mit Kochsalz sparen!

Rotbarsch-Brokkoli-Gratin

REICH AN:
Jod und anderen
Mineralstoffen

Zutaten für 2 Personen: *250 g Rotbarschfilet ● Zitronensaft Pfeffer aus der Mühle ● 250 g Brokkoli ● 100 ml Sauerrahm (10% Fett) ● 25 g Emmentaler ● geriebene Muskatnuß 2 EL gehackte Petersilie ● 1 TL Margarine zum Ausfetten*

TIP:
Als Beilage reichen Sie
französisches Baguette
und Salat.

1

Eine Gratinschüssel befetten, mit den Fischfilets auslegen. Diese pfeffern und mit reichlich Zitronensaft beträufeln. Den Brokkoli waschen, putzen und in kleine Röschen zerteilen. Den Stengel in kleine Stücke schneiden. Das Gemüse über den Fisch schichten. Den Sauerrahm mit Käse, Pfeffer, Muskat und Petersilie verrühren und über den Fisch gießen.

2

Das Gratin im Backofen bei 200° C ca. 15 Minuten goldbraun überkrusten.

Mit Brokkoli und Seefisch tun Sie viel für Ihre Jodvorsorge. Jodmangel führt zu Schilddrüsenproblemen und schließlich zum Kropf. Wenn Sie denn Salz verwenden, dann bitte ausschließlich Jodsalz!

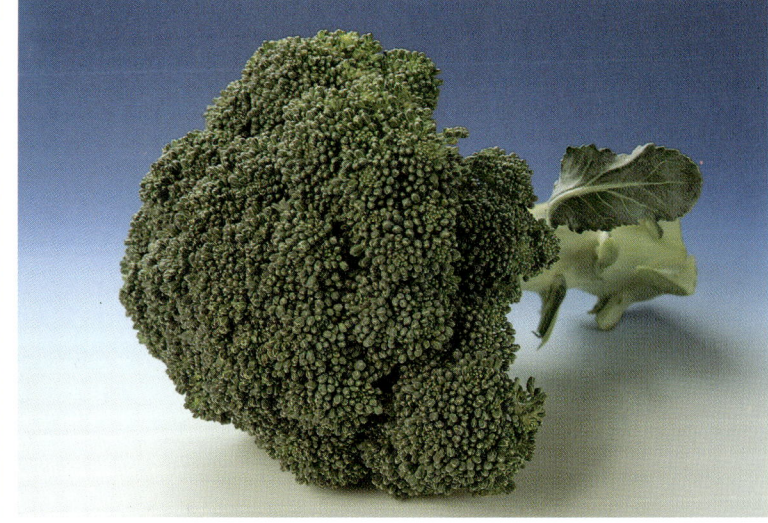

Gemüsespieß mit Kräuterdip

Zutaten für 2 Personen: *1 Zucchini ● 8 Frühlingszwiebeln*
je 1 rote, grüne, gelbe Paprikaschote ● 250 g Champignons
1 Aubergine ● 1 EL Öl ● Pfeffer aus der Mühle ● 20 g Butter
4 große neue Kartoffeln ● Kümmel ● etwas Majoran

Für den Dip: *1 Tasse Sauerrahm ● 4 EL Hüttenkäse*
1 EL Frischkäse ● 1 Becher Joghurt ● 1 Knoblauchzehe
1 kleiner Bund Schnittlauch, frisch gehackte Kräuter (Dill,
Kerbel, Basilikum, Petersilie) ● Pfeffer aus der Mühle

1

Champignons putzen, waschen und kurz blanchieren. Gemüse waschen und in mundgerechte Stücke zerteilen. Abwechselnd das Gemüse mit den Champignons auf einen Spieß aufstecken; Öl mit Pfeffer aus der Mühle vermischen und die Spieße damit abstreichen. Damit kein Vitamin- und Mineralstoffverlust entsteht, müssen die Spieße sofort bei mäßiger Hitze gegrillt werden.

2

Für den Knoblauch-Sauerrahm-Dip Sauerrahm, Joghurt, Hütten- und Frisch-käse gut miteinander verrühren. Gehackten Knoblauch, frische Kräuter und Schnittlauchröllchen dazugeben, mit Pfeffer würzen, kurz verrühren und diesen Dip zu den Spießen reichen.

3

Kartoffeln gut waschen, Alufolie auslegen und mit Butter bestreichen, Kümmel und Majoran daraufstreuen und die Kartoffeln darin einwickeln. Kartoffeln auf den Rost legen und garen. Fertige Kartoffeln kreuzweise einschneiden, auseinanderdrücken und ebenfalls den Dip darübergeben.

INFO:
Schnittlauch enthält bioaktive Stoffe, die blutdrucksenkend wirken.

81

Lammnüßchen mit Kartoffelgratin

Zutaten für 2 Personen: 1 Lammnüßchen (Teil aus der Keule)
2 Knoblauchzehen ● 1 TL Margarine ● 100 g Wurzelgemüse
1/4 l Grundsauce oder Brühe ● Lorbeerblatt, Wacholderbeeren
Pfeffer aus der Mühle ● 300 g geschälte Kartoffeln ● 2 EL Sahne
50 ml Gemüsebrühe, ungesalzen ● 1 EL gehackte Kräuter
(Petersilie und Schnittlauch) ● 1/2 Zwiebel

Für den Gratin: 2 Stangen Lauch ● 1 TL Margarine
2 EL eingedickte Sahne ● 3 EL Gemüse- oder Fleischbrühe
frisch gehackte Petersilie

INFO:
Das im Knoblauch enthaltene Allicin wirkt gefäßerweiternd und damit blutdrucksenkend. Zudem wehrt es krankmachende Keime ab.

1
Die Lammnüßchen mit Knoblauch spicken und mit Pfeffer würzen.

2
Das Wurzelgemüse in Margarine anbraten und das Nüßchen hineinlegen. Mit der Grundsauce angießen. Die Kräuter und Beeren dazugeben und das Nüßchen im Rohr bei ca. 180° C etwa 35 Minuten garen.

3
Für den Gratin die geschälten Kartoffeln in feine Scheiben schneiden. Die Zwiebeln fein hacken und in eine ausgebutterte Backform geben. Die Kartoffelscheiben darauf schichten, mit den gehackten Kräutern bestreuen und mit Jodsalz und Pfeffer würzen. Die Sahne mit der Brühe mischen und über die Kartoffeln gießen. Zu den Nüßchen ins Rohr geben und ebenfalls garen.

4
Den Lauch in kleine Stückchen schneiden und in Butter kurz andünsten. Mit etwas Brühe angießen, einkochen und mit der eingedickten Sahne verfeinern. Mit Pfeffer und reichlich Petersilie abschmecken.

Pikant gefüllter Staudensellerie

Zutaten für 2 Personen: *250 g Staudensellerie ● 1 EL Milch*
60 g Camembert (Dreiviertelfettstufe) ● 125 g Magerquark
1 TL Weinbrand ● Pfeffer aus der Mühle ● Currypulver
1 kleine Frühlingszwiebel

Den Staudensellerie von der Knolle abschneiden und die einzelnen Stangen gut waschen. In 10 cm lange Stücke schneiden. Den Camembert mit einer Gabel gut zerdrücken und mit dem Quark, der Milch und dem Weinbrand zu einem geschmeidigen Brei vermischen. Mit Pfeffer würzen. Die Zwiebel schälen und fein reiben und unter die Camembertmasse rühren. Die Masse auf den Selleriestangen verteilen und mit Currypulver bestäuben.

INFO:
Zehn Kilogramm Gewichtsverlust können den Blutdruck um 20 mmHg senken.

Marinierte Auberginen

Zutaten für 2 Personen: *300 g Auberginen ● Oregano*
2 EL Weißweinessig ● schwarzer Pfeffer ● 1 Knoblauchzehe
1 EL Basilikum ● 2 EL Olivenöl

Auberginen waschen, in kleine Stücke schneiden und in kochendes Wasser legen. Aufkochen lassen, dann gut abtrocknen. Weißweinessig mit Jodsalz, Pfeffer, gepreßtem Knoblauch, Oregano und feingeschnittenem Basilikum verrühren.

Die Auberginenwürfel in das Dressing geben und zugedeckt ca. 1 Stunde im Kühlschrank ziehen lassen.
Kurz vor dem Servieren noch das Olivenöl unterziehen und abschmecken. Nach Belieben mit vielen Kapern bestreuen.

TIP:
Verwenden Sie am besten kaltgepreßtes, natives Olivenöl.

Gefüllte Truthahnbrust mit Maisplätzchen

Zutaten für 2 Personen: 2 Truthahnschnitzel à ca. 150 g (aus der Brust geschnitten) ● 1 1/2 altbackene Semmeln ● 60 g Paprikaschotenwürfel, bunt ● 60 g Champignons ● 1 Ei ● 3 EL Milch Muskat, weißer Pfeffer ● Thymian, frische Kräuter (Basilikum, Rosmarin, Kerbel) ● etwas Sonnenblumenöl

Für die Maisplätzchen: 300 g gekochte Kartoffeln ● 1 Eigelb Muskat, weißer Pfeffer ● 100 g gekochte Maiskörner 1 TL Sonnenblumenöl

INFO:
Menschen, die sich viel bewegen, produzieren mehr »gutes« Cholesterin und beugen somit aktiv gegen Arterienverkalkung vor.

1

Die Truthahnschnitzel leicht klopfen und mit weißem Pfeffer würzen. Kleine Würfel von altbackener Semmel mit heißer Milch brühen und das aufgeschlagene Ei unter diese Masse mischen. Die Paprikaschoten- und Champignonwürfel dazu und mit weißem Pfeffer, Muskat und Thymian nach Belieben abschmecken.

2

Die fertige Masse auf das eine Truthahnschnitzel – in der Mitte höher – auftragen und das andere Schnitzel darüber legen. Eine Alufolie dünn mit wenig Öl bestreichen, das gefüllte Schnitzel darauf legen und gut in die Folie einwickeln. Im Bratrohr bei 180° C etwa 25 Minuten garen.
Das fertig gebratene Truthahnbrustschnitzel in Scheiben schneiden.

3

Maisplätzchen: Die durchgedrückten, gekochten Kartoffeln mit etwas Kartoffelmehl und Eigelb zu einer Masse verarbeiten, mit Muskat und weißem Pfeffer würzen und unter diese Masse gekochte Maiskörner kneten. Daraus kleine Plätzchen formen und in Sonnenblumenöl goldgelb ausbacken.

Eisbergsalat »mexikanisch«

Zutaten für 2 Personen: *1/2 Eisbergsalat ● 1/2 Zwiebel*
1 rote Paprikaschote ● 50 g Mais ● 2 EL Brunnenkresse
roter Pfeffer ● etwas Zitronensaft ● 1 EL Kräuteressig
2 EL Olivenöl ● 75 g Thunfisch (in Wasser)

1

Salat putzen, waschen und in Stücke schneiden. Den Essig mit Pfeffer und Zitronensaft gut verrühren. Dann das Öl dazugeben und gut verquirlen. Den Thunfisch in Stücke schneiden.

2

Den Salat mit den Paprikastücken, dem Mais und dem Thunfisch in eine Schüssel geben und mit dem Dressing verrühren. Die gewaschene Brunnenkresse darübergeben und servieren.

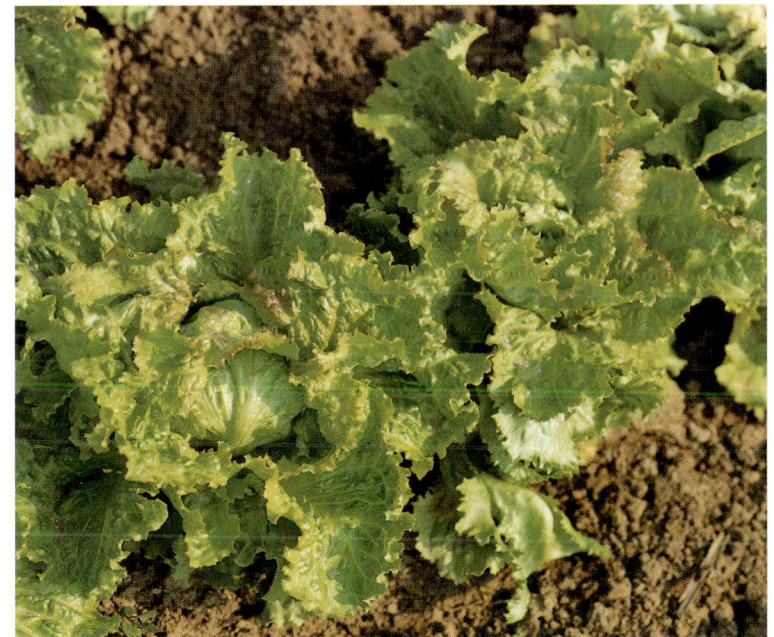

Eissalat sieht nicht nur lecker aus, er ist auch reich an Vitaminen und wertvollen Mineralstoffen. Salat macht glücklich und nicht dick.

85

Forellenfilets »Citronella«

Zutaten für 2 Personen: *4 Forellenfilets à 80 g*
Pfeffer aus der Mühle ● 1 EL Sonnenblumenöl ● 80 g Zwiebeln
400 g Blattspinat

Für die Sauce: *1 TL Margarine ● 1 Frühlingsschalotte*
4 EL Apfelsaft ● Schale und Saft von einer Zitrone ● rosa Beeren
Schnittlauch, Dill, Zitronenmelisse

TIP:
Als Beilage empfehle ich Ihnen Pellkartoffeln.

1

Die Forellenfilets beiderseits mit Pfeffer würzen, in der Pfanne braten. Die klein geschnittenen Zwiebeln in Sonnenblumenöl glasig dünsten, den vorblanchierten Blattspinat dazugeben und mit Pfeffer gut würzen.

2

Für die Soße die klein geschnittenen Frühlingsschalotten in Margarine dünsten. Geraspelte Zitronenschale hinzufügen und mit Zitronen- und Apfelsaft aufgießen und leicht einkochen lassen. Zum Schluß Kräuter und rosa Beeren darüber streuen.

3

Die Forellenfilets auf einem Teller anrichten und mit der Zitronensauce und dem Blattspinat servieren.

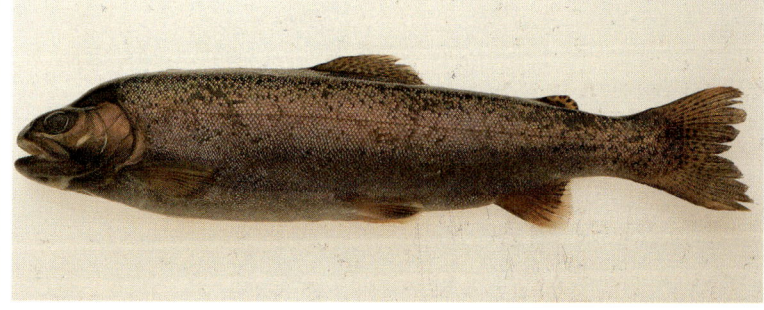

Die Forelle ist ein besonders leichtes und gut verträgliches Nahrungsmittel. Legen Sie doch öfter mal einen Fischtag ein!

Geschnetzeltes Kalbfleisch mit Gemüse

Zutaten für 2 Personen: *300 g Kalbfleisch* ● *2 TL Maisstärke*
etwas Zucker ● *2 EL Sojasauce* ● *1 EL Erdnußöl* ● *2 Knoblauch-*
zehen ● *80 g Blumenkohlröschen* ● *80 g grüne Paprikaschote*
80 g Karotten ● *80 g Bambussprossen* ● *etwas Ingwer*
200 ml Wasser ● *Pfeffer aus der Mühle* ● *80 g Naturreis*

1
Das Fleisch in Streifen schneiden und mit der Stärke, Zucker und 1 TL Sojasauce vermischen. 1/2 EL Erdnußöl in einem Wok oder einer beschichteten Pfanne erhitzen und die gehackte Knoblauchzehe darin goldgelb braten.

2
Die Paprikaschote putzen, entkernen und in dicke Ringe schneiden. Die Karotten schälen und in Stifte schneiden. Zusammen mit dem Blumenkohl in die Pfanne geben und unter ständigem Rühren leicht anbraten.

3
Die in Scheiben geschnittenen Bambussprossen zufügen und unter Rühren kurz

weiterbraten. Das Gemüse herausnehmen und beiseite stellen. In der Zwischenzeit den Reis in Wasser garen. Achten Sie dabei bitte auch auf die Anweisungen zur Zubereitung auf der Packung: Der Reis sollte körnig sein, kein Kleb- oder Milchreis. Die Wassermenge ist entscheidend.

4
Das Fleisch in der Pfanne so lange braten, bis es fast gar ist. Mit Ingwer würzen.

5
Dann Wasser, Pfeffer und noch etwas Sojasauce verrühren, zum Fleisch geben und umrühren. Das Gemüse hinzufügen, einmal aufkochen und sofort mit dem Reis servieren.

INFO:
Mineralwasser, das mehr als 1600 Milligramm Sulfat enthält, kann den Cholesterinspiegel beeinflussen und leistet somit einen wichtigen Beitrag zum Gefäßschutz.

Wildentenbrust auf kalifornische Art

Zutaten für 2 Personen: *200 g Wildentenbrust*

1/2 TL Keimöl • Pfeffer aus der Mühle • 1Frühlingszwiebel

1/2 rote Paprikaschote • 60 g Champignons • 60 g Sojasprossen

60 g gehackte Walnüsse • 2 EL Paprikaschotenwürfel, gemischt

2 EL gehackte Kräuter (Kresse, Schnittlauch, Kerbel)

TIP:
Als Beilage reichen Sie am besten herzhaftes Landbrot.

1
Die in Streifen geschnittene Wildentenbrust in heißem Keimöl rasch anbraten.

2
Die Sojabohnenkeimlinge, die klein geschnittene Frühlingszwiebel, die Paprikaschotenstücke und die

Champignonachtel in die Pfanne dazugeben.

3
Alles kurz angehen lassen, die gehackten Walnüsse hinzufügen und mit den Kräutern delikat abschmecken, evtl. mit Pfeffer aus der Mühle leicht nachwürzen.

Ente ist ein besonders leckeres Festmahl. Mit Nüssen versorgen Sie Ihren Körper mit vielen notwendigen Spurenelementen. Guten Appetit!

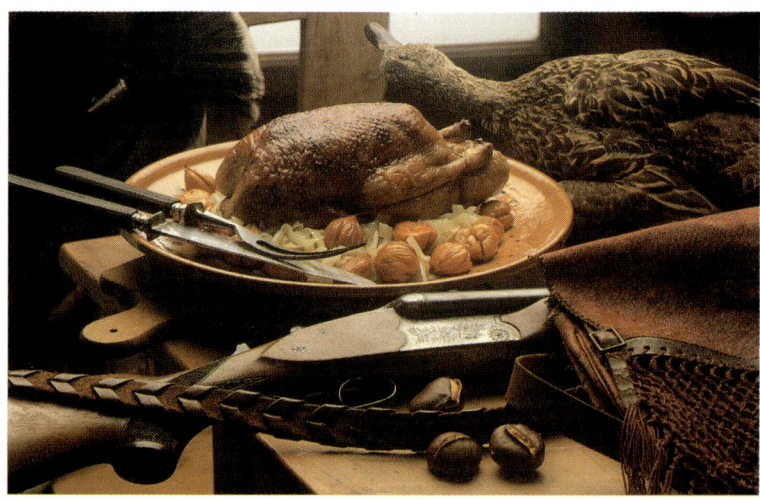

Geflügelbrüstchen all'italiana

Zutaten für 2 Personen: *2 Geflügelbrüstchen ● Pfeffer, frisch*

Für die Sauce: *30 g durchwachsenen Speck ● 1 TL Margarine*
1 EL Mehl ● 2 TL Tomatenmark ● 1/8 l salzlose Gemüsebrühe
1/8 l Traubensaft

Für das Gemüse: *50 g Egerlinge ● 50 g Karotten*
1 TL Margarine ● 3 EL feingehackte Kräuter (Estragon,
Majoran, Oregano) ● 5 EL Gemüsebrühe, ungesalzen

REICH AN:
Energie- und Aufbaustoffen

1

Die Geflügelbrüstchen mit Pfeffer würzen und in einer beschichteten Pfanne von beiden Seiten goldbraun anbraten.

2

Für die Sauce den Speck in einer Pfanne auslassen, etwas Margarine dazugeben und mit dem Mehl leicht binden. Das Tomatenmark unterrühren und das Ganze mit Gemüsebrühe aufgießen und leicht einkochen lassen. Nach und nach den Traubensaft dazugeben und bei reduzierter Hitze solange einköcheln, bis eine sämige Sauce entsteht.

3

Das Gemüse putzen und in mundgerechte Stücke schneiden. In Margarine und etwas Gemüsebrühe auf den Biß dünsten und zum Schluß mit frischen Kräutern bestreuen.

4

Als Beilage ist ein Kartoffelgratin lecker: Schälen Sie Kartoffeln, schneiden Sie sie in dünne Scheiben und legen Sie sie in Schichten in eine gefettete feuerfeste Form. Mit einer Sauce aus geraspeltem Käse und saurer Sahne übergießen und ins Rohr stellen. Eventuell mit Kümmel würzen.

TIP:
Als Beilage schmeckt ein herzhaftes Kartoffelgratin.

Herzhafter Hüttentopf

Zutaten für 2 Personen: *80 g Schweinefleisch (Schulter)*
80 g Rindfleisch (Schulter) ● *80 g Lammfleisch* ● *1 EL Margarine*
Gemüse- oder Fleischbrühe, ungesalzen ● *1/2 Zwiebel* ● *1 Karotte*
1/2 Stange Lauch ● *60 g Sellerie* ● *150 g Wirsing* ● *1 Knoblauch-*
zehe ● *Pfeffer aus der Mühle* ● *2 EL gehackte Kräuter (Majoran,*
Kerbel) ● *Lorbeerblatt, Wacholderbeeren, Nelke, Kümmel*

TIP:
Als Beilage reichen Sie
am besten ein kerniges
Bauernbrot.

1

Die Margarine in einem Topf erhitzen. Das Fleisch in daumengroße Stücke schneiden, dazugeben und mit der Brühe angießen. Die Zwiebel dazugeben, aufkochen und den Schaum abschöpfen. Einige Minuten kochen lassen.

2

Das kleingeschnittene Gemüse und die Kartoffeln hinzufügen und erneut mit Brühe aufgießen. Langsam weiterkochen lassen. Die klein gehackte Knoblauchzehe, das Lorbeerblatt, die Nelke und die Wacholderbeeren dazugeben und mit Kümmel und Pfeffer nach Belieben würzen.

3

Das Fleisch und das Gemüse bis auf den Punkt garen und zum Schluß die gehackten Kräuter zusetzen und nochmals abschmecken.

4

Wenn Sie es einmal sehr eilig haben, dann können Sie bei diesem Gericht auch auf tiefgefrorenes Gemüse aus dem Supermarkt zurückgreifen. Gemüsemischungen finden Sie oft auch in der großen Vorratspackung, so daß Sie nur noch die gewünschte Menge herausnehmen müssen. Und wenn Sie mal Gemüse im Sonderangebot sehen: Warum nicht mal auf Vorrat für die Tiefkühltruhe kochen?

Kalte Gurken-Dill-Creme

Zutaten für 2 Personen: *1 kleine Salatgurke ● 1/2 Zwiebel*
1 Knoblauchzehe ● Pfeffer aus der Mühle ● 150 g entrahmter
Joghurt (1,5%) ● 1/4 Liter Buttermilch ● 1 EL Weißwein
2 EL Dill ● etwas geriebene Muskatnuß ● 1 Prise Zucker

REICH AN:
Vitamin C

1

Die Salatgurke putzen und halbieren. Das Kerngehäuse mit einem Teelöffel herauslösen, und anschließend die Gurke in sehr feine Würfel schneiden.

2

Die Knoblauchzehen schälen und fein hacken. Die Zwiebel schälen und fein reiben.

Das Gemüse in eine Schüssel geben. Den Wein mit der Buttermilch und dem Joghurt glattrühren und unter das Gemüse mischen.

3

Die Kaltschale mit Pfeffer, Muskat und Zucker kräftig abschmecken und den frischen, feingeschnittenen Dill untermischen.

TIP:
Ungeschälte Gurken sind nicht zu empfehlen, da die Schalen oft schadstoffbelastet sind.

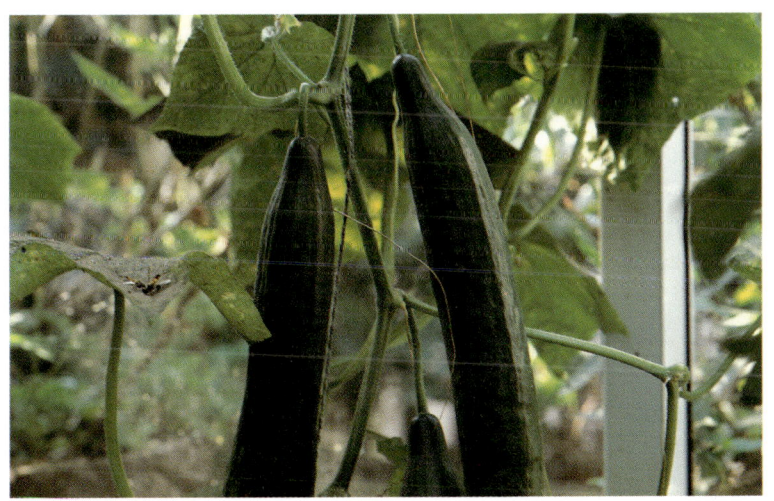

Gut für den kleinen Hunger zwischendurch und gesund obendrein: die kalte Gurken-Dill-Creme. Ihr Körper wird sich über den Vitaminstoß freuen.

Wirsingröllchen mit pikantem Pilzgemüse

REICH AN:
Vitamin C

Zutaten für 2 Personen: *1 kleiner Wirsingkopf ● 1 Ei*

200 g Rinderhack ● 80 g Paprikaschoten (rot, gelb, grün)

5 EL Haferflocken ● 1 EL Sesam ● Pfeffer aus der Mühle

1 EL gehackte Kräuter (Majoran, Thymian) ● 1/2 Zwiebel

1/2 TL Sonnenblumenöl ● 1 Tasse Gemüse- oder Fleischbrühe

Für das Pilzgemüse: *1/2 Zwiebel ● 1 TL Sonnenblumenöl*

4 EL Sauerrahm ● je 100 g Champignons, Egerlinge

80 g Paprikaschoten (bunt) ● 2 EL gemischte Kräuter (Basilikum,

Majoran, Thymian)

INFO:

Geschmacksverstärker (Fondor, Aromat, etc.), die als Würze für Suppen, Saucen oder Salate dienen, enthalten fast immer Kochsalz. Gleiches gilt für Suppenwürfel.

1

Die Wirsingblätter blanchieren. Das Rinderhack mit kleingewürfelten Paprikaschoten und dem Ei vermengen. Die in Milch eingeweichten Haferflocken und den Sesam dazugeben. Mit Pfeffer würzen. Dann die gemischten Kräuter untermengen. Zwei bis drei Wirsingblätter übereinander auslegen, die Hackfleischfüllung daraufgeben und zur Roulade zusammenrollen. Kleingeschnittene Zwiebel im Öl glasig dünsten. Wirsingröllchen dazugeben, kurz anbraten und mit Brühe angießen.

Im Backrohr bei 180° C etwa 25 Minuten garen.

2

In der Zwischenzeit das Pilzgemüse zubereiten:
Die kleingeschnittene Zwiebel in Sonnenblumenöl kurz andünsten, die geputzten und in Scheiben geschnittenen Pilze sowie die klein gewürfelten Paprikaschoten dazugeben und dünsten. Mit Sauerrahm angießen und etwas reduzieren. Zum Schluß mit frischen Kräutern bestreuen. Das Pilzgemüse auf Tellern anrichten und die Wirsingröllchen darauflegen.

Sommerliche Salatkomposition mit Zitronendressing

Zutaten für 2 Personen: *1 kleiner Eichblattsalat*
1 kleiner Lollo rosso ● 1 kleiner Radiccio ● 50 g Brunnenkresse

Für das Dressing: *75 g Joghurt (3,5%) ● 2 EL Zitronenessig*
1/2 Zwiebel ● Pfeffer aus der Mühle ● 1 Prise Cayennepfeffer
2 EL Mandelblättchen ● 2 EL geröstete Sonnenblumenkerne
2 EL eingeweichte Getreidekörner ● etwas Zitronenmelisse
Limonensaft

Die Salate verlesen, waschen und dekorativ anrichten. Zwiebel schälen, fein reiben und mit Zitronenessig und Limonensaft unter den Joghurt rühren. Mit Pfeffer und Cayennepfeffer würzen.

Das Dressing auf dem Salat verteilen. Die Mandelblättchen, die gerösteten Sonnenblumenkerne und die Getreidekörner daraufstreuen. Mit feingeschnittener Zitronenmelisse dekorieren.

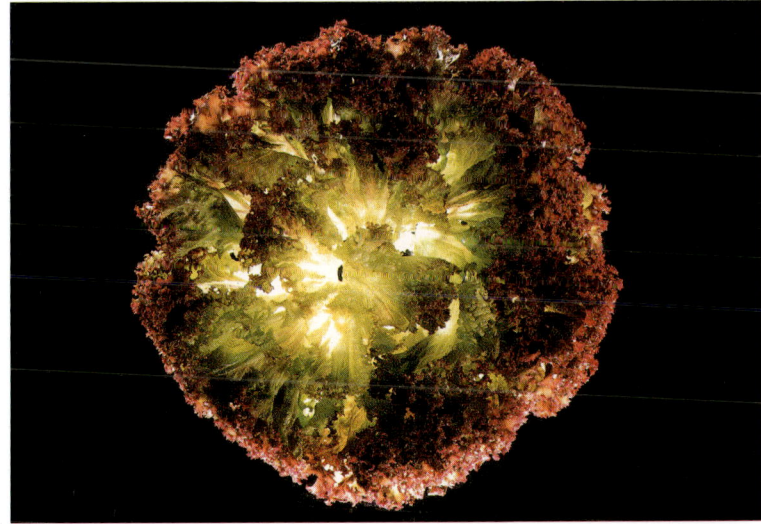

Der Lollo rosso, der Liebling der modernen leichten Küche, wird auch schnell Ihre Gunst erobern: lecker, knackig, gesund und appetitlich anzuschauen.

Kapitän Blaubart

Zutaten für 2 Personen: *100 g Heidelbeeren* ● *1/4 l Milch*
1/2 Tasse Kefir ● *1 TL Puderzucker* ● *1 EL geriebene Walnüsse*
1/2 TL geriebene Zitronenschale ● *2 Kugeln Nußeis*

Die Heidelbeeren waschen und mit einem Tuch trocken tupfen und pürieren. Zusammen mit der Milch, dem Kefir, dem Puderzucker, den Walnüssen und der Zitronenschale in einen Mixer geben und gut vermischen. In ein Glas abfüllen, etwas Nußeis darauf geben oder unterrühren und mit einem Früchtespieß garnieren.

Bitte beachten Sie:
Blaubeerflecken in Ihrer
Kleidung sind lästig und nur
schwer zu entfernen. Wenn
nach »Kapitän Blaubart« Ihre
Zähne ganz blau sind, dann
hilft ein kleines Stück Zitrone.

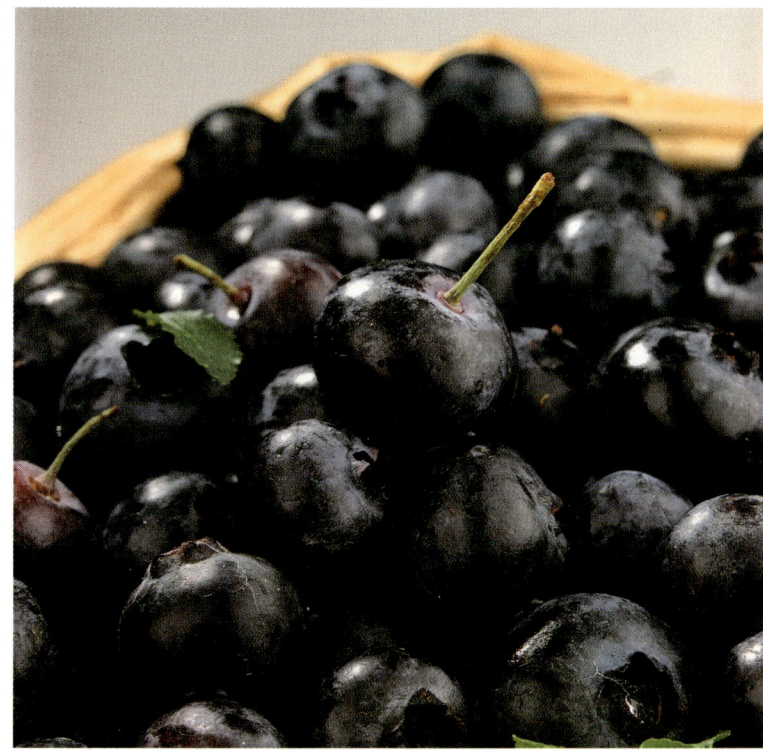

Über den Autor

Armin Roßmeier kocht bei ZDF und SAT 1 für die Fernsehzuschauer. Seine Ausbildung zum Küchenmeister und diätetisch geschulten Koch ermöglicht es ihm, dem Leser fundierte Informationen über richtige Ernährung zur Vorbeugung und im Krankheitsfall zu geben.

Literatur

Adam, Olaf: Bluthochdruck – Hypertonie. Hädecke Verlag. Weil der Stadt 1991
Kläger, Cornelia: Gesund und fit durch Vitamine. Südwest Verlag. München 1995
Leibold, Gerhard: Risiko Bluthochdruck. Jopp Verlag. Wiesbaden 1988
Oberbeil, Klaus: Fit durch gesunde Ernährung. Südwest Verlag. München 1994
Oberbeil, Klaus: Neugeboren durch Biostoffe. Südwest Verlag. München 1994
Weiss, Hans: Mit Hochdruck leben. Kiepenheuer & Witsch Verlag. Köln 1991

Hinweis

Das vorliegende Buch ist sorgfältig erarbeitet worden. Dennoch erfolgen alle Angaben ohne Gewähr. Weder Autor noch Verlag können für eventuelle Nachteile oder Schäden, die aus den im Buch gemachten praktischen Hinweisen resultieren, eine Haftung übernehmen.

Bildnachweis

Bild-Archiv Michler, Balzheim: 6; Das Fotoarchiv, Essen: 5 (Oswald Baumeister), 35 (Bernd Euler), IFA Bilderteam: 44, 74 (Diaf), 59 (Peter Hollenbach), 68, 85 (Lederer), 80 (Kohlhas), 91 (Reinhard); Ulrich Kerth, München: 77, 86; Mauritius, Mittenwald: 11 (H. Blume), 32 (Superstock), 73 (Cupak); Alfred Pasieka, Hilden: 9, 19; Superbild, Grünwald: 86, 94 (Eric Bach), 93 (R. Zscharnack); Tony Stone: München: 1 (Ken Fisher), 21 (Bruce Ayres), 23 (Christopher Bissell), 30 (Charles Thatcher), 33 (André Perlstein), 54 (James Darrell), 71 (Dan Bosler), 78 (Laurie Rubin); Transglobe, Hamburg: 45

Impressum

© 1995 Südwest Verlag
GmbH & Co. KG, München
Alle Rechte vorbehalten

Lektorat:
Thomas Kopal, Dr. Jörg Theilacher
Redaktionelle Mitarbeit:
Dipl. oec. troph. Heidrun Fronek
Medizinische Fachberatung:
Dr. med. Christiane Lentz
Redaktionsleitung:
Josef K. Pöllath
Bildredaktion:
Barbara Glöggler
Illustration:
Gisela Dürr, München
Produktion:
Manfred Metzger
Umschlag/DTP/Satz:
Wolfgang Lehner
Druck:
Color-Offset, München
Bindung:
R. Oldenbourg, München
Printed in Germany

Gedruckt auf chlor- und
säurearmem Papier
ISBN 3-517-01731-0

Register

Rezepte